慢性阻塞性

肺疾病患者 居家肺康复

主　编　严　谨

副主编　陈　嘉　刘　纯　李旭红

编　者（以姓氏笔画为序）

　　　　王　艳　王　倩　龙　露　朱素翠

　　　　刘　纯　刘　飒　严　谨　李旭红

　　　　杨国莉　何志萍　张　强　陈　嘉

　　　　陈星宇　易琦峰

人民卫生出版社

图书在版编目（CIP）数据

慢性阻塞性肺疾病患者居家肺康复 / 严谨主编. —
北京：人民卫生出版社，2020

ISBN 978-7-117-30125-1

Ⅰ. ①慢…　Ⅱ. ①严…　Ⅲ. ①慢性病－阻塞性肺疾病
－康复　Ⅳ. ①R563.909

中国版本图书馆 CIP 数据核字（2020）第 112466 号

| 人卫智网 | www.ipmph.com | 医学教育、学术、考试、健康，购书智慧智能综合服务平台 |
| 人卫官网 | www.pmph.com | 人卫官方资讯发布平台 |

慢性阻塞性肺疾病患者居家肺康复

主　　编：严　谨
出版发行：人民卫生出版社（中继线 010-59780011）
地　　址：北京市朝阳区潘家园南里 19 号
邮　　编：100021
E - mail：pmph @ pmph.com
购书热线：010-59787592　010-59787584　010-65264830
印　　刷：北京顶佳世纪印刷有限公司
经　　销：新华书店
开　　本：787×1092　1/32　印张：6
字　　数：85 千字
版　　次：2020 年 8 月第 1 版　2023 年 2 月第 1 版第 4 次印刷
标准书号：ISBN 978-7-117-30125-1
定　　价：35.00 元

打击盗版举报电话：010-59787491　E-mail：WQ @ pmph.com
质量问题联系电话：010-59787234　E-mail：zhiliang @ pmph.com

内容简介

本书系统、全面、详细地介绍了慢性阻塞性肺疾病（简称"慢阻肺"）患者居家肺康复，全书共 19 章。第一部分（第 1～4 章）：背景知识，主要讲解呼吸系统、慢性阻塞性肺疾病、肺功能检查以及居家肺康复的内容；第二部分（第 5 章）：运动康复；第三部分（第 6 章）：戒烟技巧；第四部分（第 7～18 章）：慢阻肺疾病自我管理，涵盖呼吸困难的控制、有效排痰、慢阻肺常用药物、吸入装置的使用和维护、长期家庭氧疗以及家庭无创呼吸机等居家自我管理的各方面；第五部分（第 19 章）：慢阻肺患者负性情绪的管理。本书内容新颖、实用性强，书中的插图使阐述更简明易懂，不仅是慢阻肺患者的居家肺康复技术手册，也可作为临床医护人员的健康宣教参考书。

序

　　慢性阻塞性肺疾病（简称慢阻肺）是常见的慢性呼吸系统疾病，其发病率、病死率高，严重威胁人类的健康。慢阻肺无法治愈，但通过科学的康复，可以改善患者的呼吸功能障碍，帮助患者有效地控制疾病，降低医疗费用，提高生活质量，延长生存期。肺康复作为目前确切有效的综合干预手段，已被全球各大指南推荐为慢阻肺的最佳疾病管理方式，近年来愈发受到人们的重视和关注。

　　肺康复的雏形最早来源于疗养机构，卧床休息在当时被普遍认为是健康受损的最好治疗方式，因此，疗养机构建立的目的就是为这些患者提供休息、良好空气和营养的场所。随着对疾病认识的加深，卧床休息和肺部疾病之间的关系不断被质疑，直至查尔斯·丹尼森博士首次提出运动锻炼应该成为"康复治疗"的一部分，在这一观察的推动下，他写了一本名为《肺部疾病的运动和食物》的书。这本书是肺康复领域的第一份书面的科学证据，促进了我们今天所理解的肺康复的诞生。从这之后，肺康复从单一的运动疗法逐步扩展到包含运动、戒烟、营养及心理支持等一系列干预技术的综合手段，其中运动仍然是肺康复中不可或缺的部分。我国肺康复尚未形成系统、完备、充足的康复医疗供给体系，康复机构和人员长期处于严重的供需不平衡，面对出院后回家患者的康复服务需求，居家肺康复应运而生，并起着愈来愈重要的作用。然而基于慢阻肺患者需要终身、长期康复的特点，提高患者对居家肺康复的认识和居家自我管理能力，是目前迫切需要解决的问题。

《慢性阻塞性肺疾病患者居家肺康复》重点着眼于慢阻肺患者当下最迫切的需求，丰富翔实地介绍了居家肺康复的内容，包括指导患者戒烟、运动、控制呼吸困难等，语言通俗易懂，图文并茂，是一本非常好的健康科普读物。在未来，不仅是居家肺康复，包括呼吸科危重症病房、呼吸科普通病房、

呼吸科门诊以及覆盖社区居民的卫生服务中心，
每个环节都将会把肺康复贯穿全程，使患者能够
受到医院—社区—家庭全面全程的照护和管理。
而在这之前，加强对肺康复的重视，促进肺康复
的进一步落地和推广，将会是我们今后共同努力
的方向和目标。

教授，主任医师，博士研究生导师　李善群
复旦大学附属中山医院呼吸科
2020 年 5 月

前言

慢性阻塞性肺疾病，简称慢阻肺，是我国的常见病、多发病，已成为与高血压、糖尿病等量齐观的第三大慢性疾病。肺康复是针对慢阻肺患者设计的综合性干预措施，包括运动康复、戒烟、自我管理健康教育、社会心理干预等方面，达到促进排痰、缓解呼吸困难、提升活动耐力和生活质量的目的。肺康复是稳定期慢阻肺患者最有效的干预措施，但目前肺康复在我国缺乏推广应用。本书作者联合呼吸病学、康复医学、心理学、营养学、护理学等多学科团队编写《慢性阻塞性肺疾病患者居家肺康复》，旨在为患者的居家管理和康复提供指导。

全书共 19 章。第一部分（第 1～4 章）：背景知识，主要讲解呼吸系统、慢性阻塞性肺疾病、肺功能检查以及居家肺康复的内容；第二部分（第 5 章）：运动康复；第三部分（第 6 章）：戒烟技巧；第四部分（第 7～18 章）：慢阻肺疾病自我管理，涵盖呼吸困难的控制、有效排痰、慢阻肺常用药物、吸入装置的使用和维护、长期家庭氧疗以及家庭无创呼吸机等居家自我管理的各方面；第五部分（第 19 章）：慢阻肺患者负性情绪的管理。

在本书的编写过程中，第一，注重实用性，以患者为中心，始终考虑我国慢阻肺患者对肺康复技术的接受度、可行性和依从性；第二，强调可读性，力求简洁、图文并茂、通俗易懂，不但是医务人员的参考书，而且是广大慢阻肺患者的健康科普书；第三，保证科学性，在综合国内外指南、最新进展的基础上，多学科团队参与，尽可能传递准确的知识和信息。

肺康复是一个长期的康复过程，包含慢阻肺急性发作住院期的康复、出院后门诊肺康复以及长期的居家肺康复。本书偏重的是居家肺康复，在编写过程中得到了澳大利亚悉尼大学 Alice Johns 院士的悉心指导，在此深表感谢！

最后，由于笔者的水平有限，书中难免存在不足之处，不妥之处欢迎各位读者朋友不吝指正，也希望有更多的同仁参与到肺康复工作中来。

严谨

中南大学教授、博士研究生导师

2020 年 5 月

目录

目录

第1章 呼吸系统

人体与外界环境进行气体交换的过程称为呼吸，通过吸入氧气，呼出二氧化碳，来维持身体新陈代谢和其他功能活动。肺是重要的呼吸器官，是实现气体交换的场所。

一 肺的位置和形态

肺位于胸腔内，分为左肺和右肺，呈分叶状，左肺由斜裂分为两叶，右肺由斜裂和水平裂分为三叶。肺向上经主支气管、喉、咽、鼻与外界相通，向下通过支气管不断分叉直至肺泡，形成支气管树（图1-1）。肺泡与肺毛细血管紧密相连，每个肺泡被网袋一样的毛细血管网包围（图1-2）。丰富的毛细血管网保障了血液的气体交换。

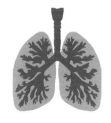

图 1-1 支气管树

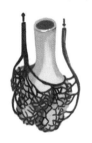

图 1-2 肺毛细血管网

二 肺的主要功能是什么

众所周知，肺的主要功能是进行气体交换，即吸入氧气，排出二氧化碳。肺泡是肺部气体交换的主要部位，吸气时氧气从鼻、咽、喉进入气管及支气管树，最终到达肺泡，在这里通过肺毛细血管网，氧气弥散进入血管内，由血液携带氧气进入人体的各个部位，同时血液收集人体组织产生的二氧化碳，再次回到肺内，呼气时二氧化碳从肺泡排出到空气中，这样就完成了一次气体交换（图 1-3）。可见拥有健康的肺，是进行有效气体交换、拥有健康生活的前提。

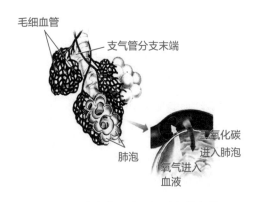

图 1-3 肺泡和血液之间的气体交换

三 肺为什么容易患病

肺是人体与外界相通的最大实体器官，时刻都在进行气体交换。在呼吸时，细菌、病毒、真菌以及有害颗粒物都有可能随着空气进入气道及肺，由于肺内支气管分支众多，且大部分缺乏软骨支撑，一旦吸入病菌或颗粒物，会使黏液分泌增多，同时引发呼吸道充血、水肿，易使呼吸道阻塞；而中老年人随着年龄的逐渐增长，机体的免疫功能下降，咳嗽、咳痰能力变差，分泌的黏液无法咳出肺外，因此肺极易感染。

常见的肺疾病包括：慢性咳嗽、支气管哮喘、慢性支气管炎、肺气肿、慢性阻塞性肺疾病、肺癌等。

四 肺有哪些保护屏障

肺有以下天然的保护屏障（图1-4）。

1. 鼻是人体防御细菌、病毒和灰尘等进入肺的第一道屏障。用鼻呼吸时，鼻腔中的鼻毛会截留空气中大的颗粒物或异物，并靠擤鼻涕或者打喷嚏的方式排出异物。

2. 气管、支气管上的纤毛运动也为肺的洁净、健康创造条件。当较小的颗粒物和病菌没有被鼻毛过滤而继续深入小气道时，小气道会分泌一些黏液对其进行包裹，形成痰液，在纤毛的快速摆动下痰液移动到大气道，然后通过咳嗽咳出体外或吞咽至胃内。

3. 肺本身也具备一定的自净能力。进入肺泡的颗粒的清除主要靠肺泡巨噬细胞。肺泡巨噬细胞将异物吞噬后，可通过溶酶体酶将其分解清除。

4. 此外，呼吸道分泌物中含有溶菌酶、补体等非特异性免疫因子，具有杀灭微生物的作用。

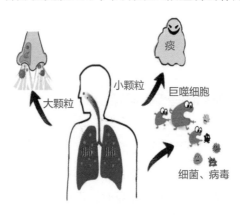

图 1-4 肺的保护屏障

第2章 慢性阻塞性肺疾病

慢性阻塞性肺疾病（chronic obstructive pulmonary disease，COPD）简称慢阻肺。在科普及健康教育方面，推崇使用"慢阻肺"。

由于吸烟、空气污染等原因，我国慢阻肺形势不容乐观。慢阻肺已成为我国仅次于高血压、糖尿病的第三大慢病，在40岁以上的成年人中患病率高达13.7%，患者数接近1亿。

一 慢阻肺是什么

慢阻肺是肺在烟草、粉尘等有害物质长期刺激下，炎症反复发作，导致小气道狭窄、通气障碍、呼吸困难逐步加重的慢性呼吸系统疾病。

二 慢阻肺有哪些症状

慢阻肺的主要症状包括"咳、痰、喘"。

1. 咳 一般早晨起来咳嗽较重，睡觉时可能会有咳嗽或咳痰。

2. 痰　一般为白色黏性痰和泡沫性痰，痰中可能会有血丝。

3. 喘　早期一般在重体力活动后（如登山）会出现气促，逐渐加重，日常活动（如打扫卫生）甚至休息时，也会感觉呼吸困难。

不同患者的症状具有一定的差异性，例如有些人咳嗽较重，有些人咳痰多，有些人既不咳嗽、也不咳痰，但气促严重。除了这些症状外，有些人也可能会出现消瘦、疲乏、焦虑等全身症状。症状与气候变化也有关，一般冬季寒冷时症状较重，夏季症状减轻。

三　引起慢阻肺的原因有哪些

吸烟是慢阻肺最常见、最主要的危险因素，此外，还包括职业性粉尘、空气污染以及其他因素。

1. 吸烟　包括主动吸烟和被动吸烟（如二手烟），50%～70% 的慢阻肺是由吸烟引起的。不论是吸纸烟、烟斗、雪茄、带或不带滤嘴的香烟，吸烟的危害都同样巨大，且二手烟甚至三手烟的危害不亚于直接吸烟，电子烟也同样有害。吸烟年龄越早，时间越长，吸烟数量越多，患慢阻肺的风险越大。

2. **职业性粉尘**　所处的工作环境导致长时间接触职业性粉尘，如工业性烟雾、粉尘等。

3. **空气污染**　室内空气污染（如住宅烧煤产生的废气、厨房油烟等）是导致慢阻肺的重要危险因素。室外空气污染是否引发慢阻肺还没有定论，但与肺功能下降有关。

4. **其他因素**　与遗传、年龄、性别等一些因素相关。早产儿，肺发育不良者，某些酶缺乏以及青少年时期反复发生下呼吸道感染的人，患慢阻肺可能性较大。伴随年龄的增长，慢阻肺患病风险也会越来越高。尽管男性的发病率高于女性，但相比男性，女性对烟雾更加敏感，相同的吸烟量，女性的患病程度往往更重。

5. **哮喘**　研究表明，哮喘与慢阻肺发生有着密切的关系。在控制吸烟的情况下，哮喘患者发生慢阻肺的概率是无哮喘患者的 12 倍。

四 如何筛查与诊断慢阻肺

近期针对我国人群的大规模调查发现，40岁以上成年人中慢阻肺患病率高达13.7%，但我国慢阻肺的检出率非常低。慢阻肺的早期筛查与诊断十分重要。一旦发展为重度、极重度慢阻肺时，疾病的预后将会变得非常差。

筛查：建议40岁以上的成年人每年进行一次常规性的肺功能检查。尤其是有以下高危因素的人群应进行肺功能筛查。

1. 现在吸烟或曾经吸烟。

2. 经常咳嗽。

3. 经常咳白色黏性痰。

4. 活动时感到明显的胸闷、气短、呼吸困难。

很多社区医院、体检中心都可进行肺功能筛查。

诊断：如筛查检测出肺功能异常，应到医院呼吸内科门诊就诊，进行全面检查（详细介绍见第3章），确诊是否患有慢阻肺，并开始正规治疗。

五　慢阻肺的疾病特点有哪些

1. 早期起病隐匿　慢阻肺被称作"隐形的杀手"，是一种进行性加重的不可治愈的慢性疾病，病程常长达数十年。早期患者无明显不适，往往诊断的时候已是重度、极重度。

2. 可预防和治疗　通过戒烟、运动锻炼、健康饮食等可预防和控制慢阻肺的进行性加重。药物治疗虽然不能治愈慢阻肺，但正确使用药物可缓解症状、减少急性加重次数和严重程度、改善健康状况和运动耐力。

3. 半数生存期低　第一次急性发作住院后的半数患者生存时间仅 3.5 年。往往患者诊断的时候就是急性加重住院的时候。因此，要早期筛查、诊断慢阻肺，及时干预。

4. 急性加重危害大　每一次急性加重意味着病情的进展，急性加重次数愈多，预后愈差。

六　怎样预防慢阻肺

1. 戒烟　吸烟是慢阻肺最大的危险因素。对吸烟者而言，戒烟是预防慢阻肺最好的措施，可以延缓肺功能的下降，戒烟越早，获益越多。无论何时开始戒烟，都是有好处的。因此，任何时候戒烟都不晚。

2. 避免职业性粉尘　避免长时间接触职业性粉尘，如果因职业需要无法避免，一定要做好防护措施，戴好防护口罩和面罩。

3. 保持空气清新

➤ 家里每天开窗通风 30 分钟左右，保持空气清新。

➤ 不使用木柴、桔梗、煤炭等取暖或烹饪。

➤ 烹饪时开抽油烟机，且最好在烹饪后 10 分钟以后再关闭抽油烟机，尽量将油烟排干净。

➤ 督促身边的人戒烟，避开"二手烟""三手烟"的环境。

➤ 避开空气污染严重的区域，雾霾天气尽量不外出。

4. 提高身体抵抗力　疾病总是"偏爱"抵抗力弱的人，因此，在日常生活中，一定要加强运动锻炼，提高抵抗力，增强肺功能。

第3章　肺功能检查

肺功能检查是运用肺功能检查仪器对人体呼吸系统的功能状态进行检查。通过肺功能检查可对受试者呼吸生理功能的基本状况作出质和量的评价，同时肺功能检查也是确诊慢阻肺的必备条件。

临床肺功能检查主要包括肺通气功能检查、肺换气功能检查、小气道功能检查、气道阻力检查等，本章主要介绍慢阻肺患者的肺通气功能检查。

一　什么人群需要做肺功能检查

慢阻肺是一种慢性、进行性的疾病，现有的药物难以将其彻底治愈，因而疾病的早期诊断和治疗显得尤为重要。推荐40岁以上成年人每年常规性地做一次肺功能检查。建议有以下危险因素的人群定期进行肺功能检查。

1. 现在吸烟或曾经吸烟　吸烟者的患病率比不吸烟者高2~8倍，吸烟时间越长，吸烟量越大，肺功能下降越快。

2. 经常咳嗽　咳嗽是慢阻肺患者最早出现的症状，与气道持续痉挛有关。在肺功能检查中，气道痉挛导致第一秒用力呼气量减少，肺功能残气量增多。

3. 经常咳白色黏性痰　以清晨起床前后咳痰最多，与清晨体位变化，痰液刺激气道黏膜有关。痰量的增多也是导致慢阻肺患者呼气不尽、肺功能残气量增加的原因之一。

4. 活动时感到明显的胸闷、气短、呼吸困难早期常在重体力活动后有气短、气促，随着肺功能下降，轻微的日常活动就可引发呼吸困难，是慢阻肺最主要的症状。

二　哪些人群不可以做肺功能检查

尽管肺功能检查简单、无创伤性，但依然有部分人群因各种原因不能进行肺功能检查。

1. 近 3 个月内发生过心肌梗死、脑卒中、休克。

2. 近 4 周内有严重心功能不全、心律失常、不稳定型心绞痛、大咯血、癫痫发作。

3. 控制不良的高血压（收缩压 ≥ 200mmHg，舒张压 ≥ 100mmHg）。

4. 气胸或肺栓塞。

5. 合并胸部、腹部或脑内动脉瘤。

6. 肺结核活动期。

三　常用的肺功能检查有哪些

通气功能检查是肺功能检查中最基本、使用最多的项目，主要包括通气的测定和肺容量的测定，临床一般使用肺功能仪来分析患者呼出的气体，进而得出检查结果。

1. 通气测定

用力肺活量（FVC）：最大吸气后，尽力尽快呼气所能呼出的最大气体量。

第一秒用力呼气量占预计值的百分比（$FEV_1\%$）：最大吸气后尽力尽快呼气，在第一秒所能呼出的气体量占预计值的百分比。

第一秒用力呼气量占用力肺活量的百分比（FEV_1/FVC）：最大吸气后尽力尽快呼气，在第一秒所能呼出的气体量与用力肺活量的比值，即 FEV_1/FVC。

FEV_1/FVC 与 $FEV_1\%$ 是评价气流受限的敏感指标与评估慢阻肺严重程度的良好指标。不可逆的气流受限是慢阻肺诊断的必备条件，使用支气管舒张剂前后分别测定 FEV_1/FVC 与 $FEV_1\%$ 的值，称为支气管舒张试验，是气道阻塞可逆性的重要检查。

支气管舒张试验的主要流程：先测定基础肺功能，然后吸入支气管舒张药，再复查用药后肺功能。如吸入的舒张药是短效 β_2 受体激动药（沙丁胺醇），应在吸入药物后 15～30 分钟复查；如吸入的是短效抗胆碱能受体拮抗药（异丙托溴铵），则在吸入后 30～60 分钟复查。

注意事项：支气管舒张试验检测前，患者需停用支气管舒张药，如使用了以下药物（表3-1），则需延迟检测。

表 3-1　支气管舒张试验需停用的药物

药物	测试前停用时间
短效（沙丁胺醇、特布他林）	8 小时
短效（氨茶碱）	12 小时
中效（异丙托溴铵）	24 小时
中长效（茶碱缓释片、丙卡特罗、班布特罗）	24 ~ 48 小时
长效（沙美特罗、福莫特罗、噻托溴铵、茚达特罗）	48 小时

最大呼气中段流量（MMF）：是根据用力肺活量曲线计算得出的用力呼出 25% ~ 75% 气体量时的平均流量，是评价小气道阻塞的重要指标。正常成年男性为每秒（2452 ± 1160）ml，女性为每秒（2836 ± 946）ml。

最大自主通气量（MVV）：指在 1 分钟内以最大的呼吸幅度和最快的呼吸频率呼吸所得的通气量，临床上常用作通气功能障碍、通气功能储备能力考核的指标，成人正常参考值：男性为（104 ± 2.71）L，女性为（82.5 ± 2.17）L。

2. 肺容量测定

肺活量（VC）：尽力吸气后从肺内所能呼出的最大气体量称为肺活量。肺活量是潮气量、补吸气量与补呼气量之和，正常成年男性的肺活量平均为 3500ml，女性平均为 2500ml。

功能残气量（FRC）：平静呼气末尚存留于肺内的气体量称为功能残气量，功能残气量等于残气量与补呼气量之和，正常成年人约 2500ml。

肺总量（TLC）：指肺容纳的最大气体量，等于肺活量与残气量之和，成年男性平均为 5000ml，成年女性平均为 3500ml。

残气量占肺总量的百分比（FRC/TLC）：残气量指最大呼气末尚存留于肺内不能呼出的气体量，正常成年人的残气量为 1000～1500ml。慢阻肺患者的残气量往往增加，占肺总量的百分比也随之上升。

第一秒用力呼气量（FEV_1）：指一次最大吸气后尽力尽快呼气，在第一秒所能呼出的气体量。一般来说，慢阻肺患者肺功能检查最早、最明显的特征是 FEV_1 的降低。

四　如何进行肺功能检查

1. **肺功能检测仪器**　肺功能检查主要依靠肺功能仪进行，目前使用的肺功能仪主要包括大型肺功能仪和便携式肺功能仪两种。

大型肺功能仪常见于医院的肺功能室，主要分为带体描箱与不带体描箱两种类型。不带体描箱的肺功能仪（图 3-1）可测量大部分的通气功能、换气功能以及弥散功能；当需要测量残气量、功能残气量、肺总量三个指标时，带体描箱的肺功能仪（图 3-2）就派上了用场，此时需要一个密闭的空间（即体描箱）来协助测量，这时

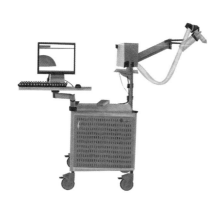

图 3-1　不带体描箱的肺功能仪

被试者需要在密闭型体描箱内通过连接到机器的
口含嘴呼吸。不同的检测指标有对应的测定方
式，在进行检测时，被试者需按照医师的指导进
行呼吸。

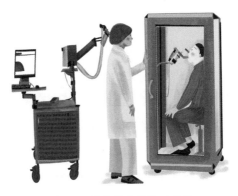

图 3-2　带体描箱的肺功能仪

便携式肺功能仪（图 3-3）也可用于肺功能
的检测，但其可检测的指标较少，一般包括肺活
量（VC）、用力肺活量（FVC）、最大呼气流量
（PEF）、第一秒用力呼气量（FEV_1）四个指标，
由于其操作简单、便于携带等优点，常被用于社
区医院、学校的体检与初筛。

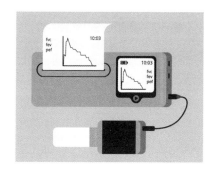

图 3-3 便携式肺功能仪

2. 检查注意事项

◇ **检查前**

▶ 测试前受试者应穿着宽松衣物，避免上衣过紧影响呼吸，配合医师记录年龄、身高、体重等数据。

▶ 测试当天最好不要使用吸入性药物，如感到呼吸困难而用药，检测时需要告知医师进行记录，否则会影响测试结果。

▶ 检查前应避免可能干扰测试结果的活动（表 3-2）。

表 3-2　检查前需避免的活动

活动	测试前停止时间
喝酒、咖啡、浓茶	检查当日
饱餐	2 小时
吸烟	>1 小时
剧烈运动	>30 分钟

◇ 检查时

➤ 依据检查项目的不同采取站立或者坐位，如有假牙不需取出。

➤ 按照医师的指示进行呼吸，如有不清楚的部分，再次询问医师或请医师进行示范。

◇ 检查后

➤ 如果测试完成后，结果达到标准，医师会根据测试情况进行分析，出具诊断报告。

➤ 完整肺功能检查可能需要至少 20 分钟的时间。

➤ 肺功能检查需要反复用力快速吹气，受试者可能会感到头晕、疲劳，这是很常见的，一般休息 5～10 分钟即可恢复，如未恢复或者有其他特殊不适，应立即告知医护人员，在医护人员指导下采取相应措施。

五 如何读懂慢阻肺检查结果

不可逆的气流受限是慢阻肺诊断的必备条件，FEV_1/FVC 与 $FEV_1\%$ 作为评价气流受限的敏感指标与评估慢阻肺严重程度的良好指标，其检测结果具有重要意义。

1. 第一秒用力呼气量占预计值的百分比（$FEV_1\%$） 临床上根据 FEV_1 占预计值的百分比（$FEV_1\%$）对慢阻肺气流受限严重程度进行分级（表 3-3）。

表 3-3 慢阻肺气流受限严重程度分级

第一秒用力呼气量占预计值百分比	气流受限程度
$FEV_1\% \geqslant 80\%$ 预计值	Ⅰ 级 : 轻度
$50\% \leqslant FEV_1\% < 80\%$ 预计值	Ⅱ 级 : 中度
$30\% \leqslant FEV_1\% < 50\%$ 预计值	Ⅲ 级 : 重度
$FEV_1\% < 30\%$ 预计值	Ⅳ 级 : 极重度

2. 第一秒用力呼气量占用力肺活量的百分比（FEV$_1$/FVC） 又称一秒率，是测定 FVC 时，第 1 秒呼出气体量和最大呼出气体量的比值，是判断气流阻塞的主要指标，表示能在 1 秒钟内呼出的肺活量百分比。在没有其他限制性肺病的情况下，百分比越高，肺部就越健康，低比值则表明气道阻塞（表3-4）。

表3-4　FEV$_1$/FVC 和肺功能的关系

FEV$_1$/FVC	肺部状况
FEV$_1$/FVC > 80%	肺健康
70% < FEV$_1$/FVC < 80%	潜在肺损伤
FEV$_1$/FVC < 70%	慢阻肺等其他肺疾病

第4章 居家肺康复

肺康复是根据患者情况，提供个体化的，包括运动训练、戒烟指导、自我管理、社会心理支持等干预的综合康复措施。肺康复是稳定期慢阻肺患者最有效的干预手段，可以减轻气短、气促症状，提高日常生活能力，消除不良情绪，减少住院次数和住院费用，最终提高生活质量。

一 居家肺康复有什么意义

居家肺康复，顾名思义就是经过医务人员的指导和培训，患者在家中或在社区进行的肺康复。所有慢阻肺患者都需长期进行居家肺康复，以实现疾病的长期管理。通过肺康复，可以获得以下益处。

1. 减少疾病急性加重次数，从而减少急诊和住院次数，减少住院费用。

2. 减轻呼吸困难、胸闷等症状，提高对日常活动的耐受能力。

3. 增强四肢肌肉的力量，改善健康相关生活质量。

4. 了解更多疾病相关知识，增强疾病自我管理能力。

5. 改善不良情绪，减轻疾病心理负担。居家肺康复的最终目的不仅让患者身体安康，还要心情舒畅，并且维持健康的生活方式，如戒烟、规律用药，保持心情愉悦，提高患者参与社会和家庭活动的能力。

二 居家肺康复适合哪些人

所有慢阻肺患者，不论疾病的严重程度如何，都可以而且应该进行居家肺康复。当然，不同严重程度的慢阻肺患者居家肺康复的侧重点不一样。

1. 轻度慢阻肺　这部分人群在临床上常常由于忽略自身症状而无法得到确诊，尤其是 40 岁以上长期吸烟的人，前期无明显症状，或仅有咳嗽，此时应尽快进行肺功能检查以确诊。居家肺康复主要是鼓励改变生活方式，如戒烟、运动等。

2. 中、重度慢阻肺　患者表现为活动时常感到气促、胸闷和呼吸困难，甚至日常的穿衣、洗漱都出现气促，那么患者应该在医护人员指导下有计划地进行居家肺康复，如运动、规律用药、居家吸氧等。

3. 极重度慢阻肺　常合并肺源性心脏病，这类患者在休息状态下即有呼吸困难的感觉，无法平卧，经常需要吸氧，并且日常生活难以自理。此时患者应该在医务人员的评估、指导和家属的监督下进行居家肺康复，如合适的运动、规律用药、居家吸氧以及家用无创呼吸机的使用等。

除了慢阻肺，2013 年美国胸科协会 / 欧洲呼吸协会出版的《肺康复指南》还推荐间质性肺疾病、支气管扩张、哮喘、肺动脉高压、肺移植术后等患者均可以进行居家肺康复，具体如何康复还需要到医院呼吸科进一步咨询。

三　居家肺康复包括哪些内容

1. 运动　是肺康复的核心内容。无运动就无康复。运动可以提高患者的运动耐力、减轻呼吸困难症状、改善生活质量。

2. 戒烟　吸烟是慢阻肺最常见的危险因素，

戒烟是唯一可以改善肺功能的治疗措施，对吸烟的患者来说，戒烟是最重要的事。

3. 自我管理　即掌握一些疾病相关的知识和技能，如缓解呼吸困难的策略、有效排痰、正确使用药物、家庭氧疗、无创呼吸机的使用等，从而提高对疾病的掌控能力。

4. 社会心理支持　通过充分发挥患者及其家人、朋友的力量，尽可能地保持患者的"社会状态"，提高患者心理应对能力。

四▷ 居家肺康复有何注意事项

1. 动起来是关键　根据个人喜好和生活习惯，选择自己能坚持的运动项目，关键是能运动起来。

2. 注意运动安全　运动是居家肺康复的核心，患者应在专业人员的指导下制定运动计划，尤其是肺功能极度低下、症状极其严重的患者，更应在医务人员严格的评估、指导和家属监督下运动，以保证运动安全。

3. **长期坚持**　肺康复的效果不是立竿见影的，只有长期坚持才能维持。

4. **定期复查反馈**　居家肺康复并不意味着与医院脱节，患者应定期复查，方便医务人员根据患者情况随时调整康复方案。

第5章

运动康复

运动康复是稳定期慢阻肺患者最有效的治疗方式之一。然而，很多慢阻肺患者因气短、气促不敢活动，养成了久坐不动的习惯，长此以往肌肉萎缩，呼吸肌功能下降，呼吸困难进一步加重。因此，科学合理的运动康复对慢阻肺患者非常重要。

一　为什么要运动

运动训练是肺康复的主要内容，包括上肢运动、下肢运动及全身运动。《肺康复指南》指出：下肢运动可改善活动耐力，上肢运动可改善上肢功能，帮助患者独立完成穿衣、洗漱等日常活动。但是不论什么类型的运动，只要患者拒绝静坐、静卧，一些日常的活动都能使人受益。

1. 运动可改善气短、气促等呼吸困难症状。运动可增强肌肉力量对抗呼吸困难，且运动可提高肌肉对氧气的利用，相对减少氧耗、减轻呼吸困难。

2. 运动是最好的肺部清理方式。全身主动运动才是肺的清道夫，可促进咳嗽排痰，清理呼吸道。

3. 增强体质，避免感染和慢阻肺急性加重。

4. 改善情绪，增加社会参与，促进心理健康。

二 怎么运动

运动要科学合理，这样才能更好地达到运动的效果。对于在医院门诊的肺康复来说，康复医师根据运动心肺试验等专业评估制订精准的"运动处方"（表 5-1）。而对于很多的居家患者来说，可根据以下的运动康复原则坚持运动。

1. 安全 保证安全是前提。

2. 多样 下肢运动最有效，其次是上肢运动、全身运动。

3. 强度 达到一定的运动强度才有效。

4. 个性 根据个人喜好和意愿选择运动方式，有利于长期坚持。

表 5-1 运动处方

运动内容	
运动方式	1）下肢运动：功率自行车、跑步机、散步、慢跑等。 2）上肢运动：拉弹力带、举哑铃等。 3）全身运动：太极拳、游泳、广场舞等
运动强度	1）Borg 疲劳指数：从数字 0 ~ 10 代表没有疲劳和极度疲劳，患者自评达到 4 ~ 6。 2）最大摄氧量：40% ~ 80% 的最大摄氧量。 3）代谢当量：40% ~ 80% 的最大代谢当量
运动频率	每周至少 2 次或 3 次
运动时间	个体化，达到靶强度运动时间 > 30 分钟，连续或间歇运动
运动周期	门诊运动至少 6 ~ 8 周，居家运动长期坚持

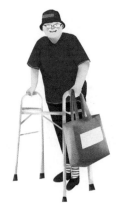

图 5-1 步行辅助器

1. 下肢运动 主要包括步行、慢跑、游泳、骑功率自行车等。有严重呼吸困难的患者，在步行时可借助有滑轮的步行辅助器支撑身体行走（图5-1），以减轻气促、气喘程度。另外，还可做一些下肢肌力训练（表 5-2）：

①坐位抬腿（图 5-2A）；②站立抬腿（图 5-2B）；
③坐位起立（图 5-2C）；④屈腿半蹲（图 5-2D）。

　　下肢肌力训练可增强下肢肌肉力量，防止肌肉萎缩。对于衰弱的慢阻肺患者（尤其是那些长期久坐不动的患者），在运动初期可将有氧运动时间调整为 10 分钟 / 次的间断运动，待身体适应后再逐步增加运动时间。

表 5-2　下肢肌力训练

运动方式	操作方法
坐位抬腿	1）坐在椅子或床上，脚平放在地上。 2）抬起右小腿至膝部伸直，节奏为："快上→停顿 2 秒→慢下"，左小腿重复以上动作。 3）可依情况在脚踝处绑沙袋练习。 4）双侧交换练习
站位抬腿	1）站立，可扶墙。 2）一只脚绑沙袋，做上抬小腿动作。 3）双侧交换练习。 4）不适用于急性膝关节炎或关节炎的急性发作
坐位起立	1）坐在椅子边上，双手垂放在身体两侧，双脚与肩同宽平放在地上。 2）双手不使力，只使用腿部和身体的力量站起来，然后坐下。 3）重复以上动作

续表

运动方式	操作方法
屈腿半蹲	1）双脚与肩同宽站立，背部靠墙。 2）往下蹲直到大腿与地面平衡。 3）靠墙往上滑行直到回复站立姿势。 4）刚开始时只需靠墙往下滑行一段短距离。 5）调整难度：增加下滑深度

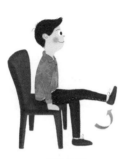

A. 坐位抬腿

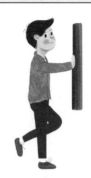

B. 站立抬腿

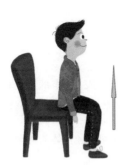

C. 坐位起立

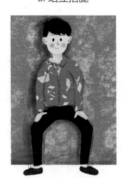

D. 屈腿半蹲

图 5-2 下肢肌力训练

2. 上肢运动　主要包括拉弹力带、举哑铃等。其中弹力带训练是有氧运动的一种，使用简单方便，便携且十分有效，它的阻力主要是以其伸长量为基础而产生变化，不同的颜色代表不同的阻力（图 5-3），患者应根据自己的体能选择合适的弹力带。常见的上肢弹力带训练有以下 3 种：①弹力带侧平举（图 5-4A）；②弹力带前平举（图 5-4B）；③弹力带横拉（图 5-4C）。具体操作方法见表 5-3。

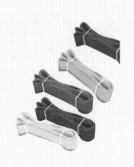

图 5-3　弹力带

表 5-3　上肢弹力带训练

运动方式	操作方法
侧平举	1）两脚前后或者平行站立，将带子踩在脚下。 2）双手拿住带子两端，抬头挺胸。 3）呼气时外展手臂，肘关节与肩部同高时停顿 1 ～ 2 秒，吸气时缓慢放松。 4）注意抬的是肘部，不是手腕

续表

运动方式	操作方法
前平举	1）两脚前后或者平行站立，将带子踩在脚下。 2）双手拿住带子的两端，抬头挺胸。 3）呼气时向前抬高手臂，保持与肩部同高停顿 1～2 秒，吸气时缓慢放松。 4）同样注意抬肘部，不是抬手
横拉	1）可以站立，也可以坐在床上。 2）站立时双手握住带子，背部伸直。 3）双手向外拉弹力带。 4）外拉时呼气，放松时吸气

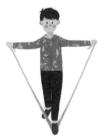 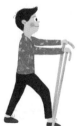 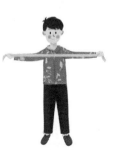

A. 弹力带侧平举　　　B. 弹力带前平举　　　C. 弹力带横拉

图 5-4　弹力带训练

举哑铃是上肢肌力训练的一种。运动前准备一个可以连续举起 10～20 次的哑铃或者任何可以抓举的重物（装满水或沙的水瓶）。常见的举哑铃训练有以下两种：①侧平举（图 5-5A）；

②俯身拉举（图 5-5B）。具体操作方法见表 5-4。

表 5-4 举哑铃训练

运动方式	操作方法
侧平举	1）双手握住哑铃，平放于身体两侧，双脚与肩同宽站立。 2）呼气时将哑铃向两侧抬高至平肩。 3）吸气时缓慢放下手臂贴于身侧。 4）注意不要用"甩"的方式来抬高哑铃，身体不要前倾
俯身拉举	1）双手握住哑铃，俯身双膝微屈，背部伸直。 2）将哑铃拉至胸部水平后，缓慢放下。 3）上拉时呼气，放下时吸气。 4）双侧交换重复以上动作，缓慢放下

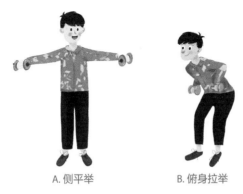

A. 侧平举　　　　　　B. 俯身拉举

图 5-5 举哑铃训练

研究表明，同时改善上、下肢耐力，上、下肢运动训练结合，可取得最佳效果。

➤ 如果侧重于改善下肢，如改善步行、爬楼梯的能力，那就选择下肢运动为主的训练。

➤ 如果侧重于改善上肢，如提高洗脸、刷牙、梳头等自理能力，就选择侧重于上肢运动为主的训练。

➤ 也有学者认为，上肢运动因为涉及呼吸肌辅助肌的运动，更容易引发呼吸困难，因而推荐下肢运动为主的运动训练。在实际运动过程中，应结合医护人员的建议选择最适合自己的运动。

3. 全身运动　对于那些平衡力较差或有高跌倒风险的患者，一些传统的全身运动有助于改善平衡力，预防跌倒损伤，如太极拳、八段锦、木兰拳等。

太极拳是目前习练较多也是较常见的运动方式，其中严谨教授等人改编的六式太极拳，既保留了传统太极拳的精华，又充分考虑了慢阻肺患者的耐受力和学习能力，招式精简易记，适合慢阻肺患者练习。

常见的全身运动还有游泳、跳广场舞等，可根据自身情况选择合适的运动。

三 如何做呼吸肌训练

呼吸肌是指与呼吸运动有关的肌肉。呼吸肌疲劳、萎缩、力量不足是慢阻肺患者不能耐受运动和呼吸困难的主要原因。

呼吸肌训练包括肌力及耐力训练。肌力训练需借助器具，分为吸气肌训练和呼气肌训练。最简易便携的是呼吸阻力训练器（图 5-6），它可以通过手动设置的吸气和呼气的阻力来做呼吸肌的练习。对于慢阻肺患者主要是设置呼气的阻力进行练习，开始练习 3～5 分钟，一天 3～5 次，后可逐渐增加至 20～30 分钟。耐力训练是指在呼吸时尽量放松辅助呼吸肌，减少呼吸做功，常见的是呼吸控制法（详见第 8 章）。

注意：在进行呼吸肌训练过程中，可能出现气喘、气促等呼吸困难症状，因此需要提前准备好应急药物和吸氧工具。

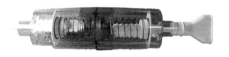

图 5-6 呼吸阻力训练器

四 运动有何注意事项

1. 运动前

➤ 穿宽松舒适的衣裤和鞋袜。

➤ 在自我感觉舒适时运动，身体不适时应以休息为主。

➤ 正式运动前做好热身，包括四肢拉伸、各个关节的活动，直到身体微微发热。

➤ 运动时间至少在餐后 1 小时，切忌空腹运动。

➤ 选择宽敞平坦、通风干燥、光线充足的运动场地。不要在光滑地面或障碍物多的地方运动，也不要在他人看不到的地方独自运动。

➤ 外出运动应随身携带应急药物（如沙丁胺醇），必要时携带便携式吸氧工具，如氧气袋等。合并冠心病的患者还需随身携带硝酸甘油。

2. 运动中

➤ 运动过程中不做屏气动作，同时避免采取用力过猛、负荷过重以及快速变化的运动，如身体突然前倾、后仰、甩头等动作。

➤ 将运动时间安排在每日吸入长效药物后。

运动中若出现持续不减退的胸闷、气促等呼吸困难症状，应停止运动就地休息，立即使用沙丁胺醇应急药、吸氧、呼吸控制缓解呼吸困难。合并冠心病的患者出现心前区疼痛等症状时，应立即舌下含服硝酸甘油。

➤ 注意预防跌倒，体弱者可提前使用保护性器具，如拐杖、关节护具等，若不慎发生跌倒，不要用手臂或手腕撑地，身体顺着跌倒的方向倾斜，保护头部，弯曲膝盖，降低重心。

3. 运动后

➤ 运动后做好放松，包括呼吸的放松和四肢的舒展。

➤ 运动后不宜一次性大量饮水，以免引起血容量增加，加重心脏负担，应采取少量多次的方法补水。

➤ 运动后休息至少 20 分钟，若出现持续的心慌气短、头晕头痛、恶心乏力等不适，应及时就医。

4. 不适合运动的患者

尽管运动具有明显的益处，但对慢阻肺患者而言，运动也具备一定的风险，尤其是对年纪大和／或合并其他疾病的慢阻肺患者而言。因此，建议慢阻肺患者在开始运动前咨询医师，检查是否存在运动的禁忌证。

➤ 合并以下疾病或症状者不适宜运动

• 近期发生心肌梗死、不稳定型心绞痛或有主动脉夹层等严重心脏疾病。

• 合并肺动脉高压、肺癌晚期等严重肺疾病。

• 合并神经肌肉性疾病，如肌萎缩等。

• 合并智力问题、精神问题等。

➤ 在运动前出现以下情况，需要稍作休息或等情况稳定后再运动

• 血压不稳定，或者未控制的高血压。

• 血糖过高或有明显的低血糖症状，如饥饿感、无力、冒冷汗等。

• 心率 >120 次／分或 <50 次／分。

• 血氧饱和度在静坐或吸氧时仍 <88%。

五 如何维持运动的益处

运动的益处随着时间延长逐渐趋向平稳，当停止运动后，运动的益处会逐渐消失，因此，要

维持运动的益处，关键在于长期坚持运动锻炼。

1. 选择自己喜欢的运动方式，运动才会有趣味性，有利于长期坚持。

2. 在保证安全的前提下，超负荷的运动更有利于心肺健康，因此，慢阻肺患者应逐步增加运动强度和时间，但对于病情非常严重的慢阻肺患者来说，运动强度没有硬性要求，只要动起来即可。

3. 在身体允许的前提下，尽量选择多种形式的运动，耐力运动与肌力运动相结合，上肢运动与下肢运动相结合，同时做适量的呼吸肌训练。

六 你是否有这些疑问

1. 我坐着不动就有气短的感觉，况且我还在吸氧，要怎样运动？

答：久坐不动会加快肌肉萎缩，使呼吸困难加重，因此，即便是休息状态下有气促的患者也应该做一些力所能及的运动，比如，前文提到过的坐位抬腿、站位抬腿、弹力带横拉等都是坐着、原地站着就可以做的运动。这些运动不妨碍吸氧，相反，吸氧还有助于缓解运动诱发的呼吸困难症状，运动时，氧流量可以比平时的氧流量稍高 1～2 升／分，可以达到 3～4 升／分。使用加长版的吸氧管或者可移动的氧气罐，则更有助于外出运动，但要注意在运动时避免被吸氧管或氧气罐绊倒。

2. 感觉身体不舒服还需要继续运动吗？

答：运动的前提是身体能够耐受。鼓励运动，并不代表鼓励盲目运动，一般而言，坚持运动一段时间以后可以感觉到身体状态的改善。如果坚持运动一段时间后，发现很难达到平时的运动强度，身体持续感觉不适，应停止运动，到医院做进一步检查。

3. 我刚从医院出院，运动会使我的病情加重吗？

答：不用担心运动会使病情加重，大部分患者在出院后即可开始运动。一般来说，出院后以循序渐进的方式运动。

➤ 以自己可以忍耐的速度开始步行。

➤ 选择功率自行车可能比步行训练更节省力气。

➤ 开始尝试一些简单的运动，如拉弹力带等，慢慢过渡到下肢的活动。

➤ 除此之外，可借助重量较轻的运动器材进行上、下肢的肌力锻炼。

第6章 戒烟技巧

吸烟是慢阻肺的致病因素，也是慢阻肺加重和急性发作的危险因素。因此，戒烟是慢阻肺患者的第一要务。然而，烟草是一种成瘾性物质，戒烟有难度，需要坚强的意志力。

一 "烟瘾"是什么

"烟瘾"即烟草依赖。许多人认为"烟瘾"只是一种个人习惯，但世界卫生组织已明确指出：烟瘾是烟草依赖，是一种慢性成瘾性疾病。

烟草依赖包括心理依赖和身体依赖。其中，心理依赖又称"心瘾"，表现为对吸烟的极度渴求。身体依赖是指吸烟者在停止吸烟或减少烟量后，可能会出现焦虑、抑郁、头痛、注意力不集中等戒断症状。

烟草依赖程度可以用《烟草依赖评估量表》进行测量（表6-1）。得分越高说明依赖程度越重。清晨起床后迫不及待吸烟的人，往往烟瘾更重，戒烟会更困难。

表 6-1 烟草依赖评估量表

项目	0	1	2	3
您醒来后多长时间吸第一支烟	>60 分钟	31 ~ 60 分钟	6 ~ 30 分钟	≤ 5 分钟
您是否在很多禁烟场所很难控制吸烟	否	是	—	—
您最不愿意放弃哪一支烟	其他时间	清晨时间	—	—
您每天吸多少支烟	≤ 10 支	11 ~ 20 支	21 ~ 30 支	>30 支
您早晨醒来后第一个小时是否比其他时间吸烟多	否	是	—	—
您患病在床时依旧吸烟吗	否	是	—	—

注：0 ~ 3 分，轻度烟草依赖；4 ~ 6 分，中度烟草依赖；≥ 7 分，重度烟草依赖。

二 吸烟如何导致慢阻肺发生

1. 烟草对肺的损害是逐渐加重的。烟草中含有 4000 多种化学物质，烟草中的尼古丁、焦油等化学物质会导致气道损伤和炎症，出现咳嗽和咳痰。

2. 随着气道炎症的不断加重，支气管变得越来越狭窄，吸气和呼气变得越来越费力和困难。

3. 炎症损害到一定程度，导致肺功能下降，就成为慢阻肺。当出现气急、气促等呼吸困难的表现时，肺功能已经损伤了一半及以上（图6-1）。

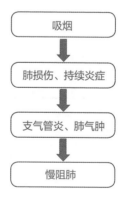

图 6-1　吸烟对肺的损害

三　戒烟有哪些益处

戒烟，对于慢阻肺患者来说是必须的。戒烟有许多的益处，任何时候戒烟都能获益。戒烟越早，获益越多。

1. 戒烟 20 分钟之内，心率和血压下降。

2. 戒烟 12 小时，血液中一氧化碳浓度与氧含量恢复至正常。

3. 戒烟 1～2 天，肺部开始清除黏液和吸烟残留物。

4. 戒烟 2～12 周，肺功能改善。

5. 戒烟 1～9 个月，咳嗽和气短情况减少，肺换气效率提高。

6. 戒烟 1 年，并发冠心病的风险降低 50%。

7. 戒烟 5 年，中风的风险降至不吸烟者的程度。

8. 戒烟 10 年，肺癌的风险比吸烟者低 50%，发生口腔癌、喉癌、食管癌、膀胱癌、宫颈癌及胰腺癌的风险会降低。

9. 保护周围的人远离二手烟。

四 戒烟有哪些方法

一旦吸烟，终生戒烟。戒烟 2 年及以上才能算戒烟成功。戒烟不仅需要强大的意志力和坚定的戒烟决心，且需要讲究一定的方法。

1. 强制戒烟法

➤ 建议采用"一刀切"强制性戒断的方式。

➤ 向周围的人宣布自己戒烟，以获得家人、朋友的支持、帮助和监督。

➤ 送走或丢弃所有的香烟以及吸烟用具，避免看到后想吸烟。

➤ 避免容易吸烟的状态与环境：如熬夜时、独处时或者麻将馆、棋牌室，这些地方不仅容易受到吸烟的诱惑，而且有二手烟的危害。

➤ 不要抱有侥幸心理，事实上复吸一根烟就很容易再次吸烟。

2. 转移戒烟法

➤ 做些感兴趣的事，如看电影、听音乐等，以转移想吸烟的注意力。

➤ 戒烟前 3 天最考验意志力，烟瘾发作时可以去图书馆、电影院、博物馆等一些禁烟的公众场所。

➤ 多饮水，保证每天饮水 2000ml 以上，既能排出体内烟草残留物，又能控制烟瘾。

➤ 准备一些低糖、低热量的零食，如无糖木糖醇等，烟瘾发作时吃一些。

➤ 改变与吸烟密切相关的生活习惯，如习惯在饭后吸烟的患者，可以选择饭后出去散步。

➤ 养成良好的休息和睡眠习惯，有利于放松心情，缓解烟瘾发作时带来的压力，如少熬夜、睡前洗温水澡。

五 出现戒断症状怎么办

烟草依赖者在戒烟时会出现下列这些戒断症状，但不是每一个吸烟者都会出现所有的症状。大部分戒断症状会在 4 周内消失，吸烟者可以通过一些技巧来缓解这些症状。

1. 疲倦　小睡片刻，保证充足的休息时间。

2. 焦虑　放松身心，如散步、泡澡等。

3. 抑郁　做冥想练习配合呼吸训练，或多与家人、朋友倾诉。

4. 头痛　深呼吸，洗个热水澡或泡个温泉浴。

5. 头晕　多休息，同时注意防跌倒。

6. 暴躁　告诉身边的人你正在戒烟，如果发脾气请他们谅解。

7. 失眠　睡前避免浓茶、咖啡或辛辣刺激食物，可听轻音乐、喝牛奶。

8. 饥饿感　多饮水或准备一些健康低糖、低热量的零食，如无糖木糖醇、无糖小饼干等。

9. 注意力不集中　多出门运动，做感兴趣的事。

10. 咳嗽或喉咙痛　多饮水，食物宜清淡易消化或选择流质食物，如米汤、稀粥等；可在医师指导下选择消炎止痛、清咽利喉的药物。

六　你是否有这些疑问

1. 有的人吸了一辈子的烟也没事，为什么我吸烟就得病？

每个人的体质是有差异的，吸烟不会让人100%得病，但不可否认的是吸烟者患某些疾病（如慢阻肺、肺癌）的概率确实高一些，因此，根据身边的个别案例就认为吸烟无害是不明智的想法。

2. 空气污染那么严重，吸不吸烟都会得病，为什么还要戒烟？

尽管空气污染也是患慢阻肺的危险因素之一，但是空气污染中的有毒有害物质远不及吸烟产生的有害物质浓度高。研究表明，一支香烟在 30 平方米的房间燃尽以后，PM2.5 可高达 700μg/m³ 以上（PM2.5 ≥ 250μg/m³ 则为严重污染），而且香烟中的致癌物质至少有数十种之多。因此，吸烟仍然是患慢阻肺的主要因素。

3. 吸烟那么多年，突然戒烟会使病情加重吗？

戒烟不会使病情加重，尽管短时间内身体会感到不适，但这些暂时的戒断症状并不危险，有些症状反而表明躯体正在逐渐恢复。戒烟后短时间内咳嗽、咳痰可能增加，这意味着气道内的纤毛再次活跃起来，将多余的黏液从下气道输送至咽喉，然后咳出。咳嗽是保护性的反射，表示在清理黏液。

4. 多年吸烟已经对肺造成了伤害，戒烟还有作用吗？

戒烟永远不会太迟。任何时候开始戒烟都可以从中获益，且戒烟越早，戒烟时间越长，健康获益越多。这些益处包括：咳嗽咳痰减少、呼吸困难减轻、肺功能改善、患癌的风险性降低、生活质量提高等。

5. 吸烟也是一种社交，如何拒绝别人递来的香烟？

戒烟时应争取家人、同事、朋友的帮助，把戒烟的消息传出去，并提醒周围的人，你戒烟也是为了大家的健康，希望能得到支持和鼓励，他们会体谅你，不再向你递烟，也避免了尴尬。

6. 戒烟后食欲和体重都增加，要怎么处理？

尼古丁有抑制食欲的作用，因而戒烟者的食欲较吸烟时增加，加上戒烟时会吃零食来转移注意力，所以或多或少体重都会增加。戒烟者要摆正心态，绝不能因暂时的体重增加而放弃戒烟。同时可通过调整饮食结构（如多喝水、多补充蛋白质，选择低糖、低脂、低热量的零食等）和加强运动来控制体重。这些既对戒烟有帮助，又有助于控制体重。

7. 没有信心能坚持戒烟怎么办？

戒烟时总想着"我肯定戒不了""我只是试一试""以前戒过 3 个月，这次不知道能坚持多久"等一些消极的心理暗示是难以成功戒烟的。戒烟是一件困难的事，不可能轻松完成，最重要的是拥有持之以恒的毅力和坚定的信念，告诉自己一定可以戒掉！

8. "一刀切"式强制性戒烟与逐渐减量式戒烟，哪种更容易成功？

尼古丁成瘾性高的另一表现是吸烟者戒烟后易复吸，对于计划戒烟的吸烟者，如果您自评烟草依赖程度低、戒断反应小，推荐"一刀切"式强制性戒烟，因为科学研究表明其成功率更高。对于那些无法彻底戒烟、反复复吸、烟草依赖程度高的人，建议至少减少每日吸烟量，但我们知道仅通过减少每日吸烟量无法获得健康结局，想要健康，还是应该彻底戒烟。

9. 戒烟药物是否有效？

戒烟药物有助于缓解戒断症状，能够辅助有戒烟意愿的患者提高戒烟成功率，但不是每一位戒烟者都需要借用戒烟药物才能成功戒烟。目前我国已被批准的戒烟药物有尼古丁贴片 / 咀嚼胶、伐尼克兰、盐酸安非他酮缓释片等，使用尼古丁贴片或咀嚼胶的疗程应至少达到 12 周，联合两种使用效果更好；伐尼克兰和盐酸安非他酮缓释片为处方药，需凭医师处方在医院或药店购买，伐尼克兰应在戒烟日前 1 周开始使用，并规律使用 12 周，盐酸安非他酮缓释片应在戒烟日前 1 周开始使用，至少使用 7 周。注意：使用药物前均应咨询专业医师。

10. 电子烟对帮助戒烟是否可行？

电子烟最早在 20 世纪作为戒烟辅助器具出现，它里面装填着含有尼古丁的烟液，戒烟者吸入加热产生的尼古丁蒸汽，用来替代传统烟草中的尼古丁。

尽管电子烟与传统烟草相比，不含焦油、一氧化碳等物质，但这并不意味着它比传统烟草对人体的伤害小。研究发现，部分电子烟蒸汽中仍有甲醛、丙醛、重金属颗粒等致癌物质，因此电子烟仍然是有害健康的。此外，许多人把电子烟当做戒烟替代品，这不仅无助于戒烟，反而加重尼古丁成瘾。世界卫生组织发布报告：没有充足证据表明电子烟有助于戒烟，吸烟者只有完全戒除尼古丁，才能最大程度健康受益。

第7章

慢阻肺疾病自我管理

慢阻肺正变成世界范围内最大的健康挑战之一，相比它的高危害性，"知晓率"与"治疗率"反而更低。不少患者在急性加重就医时才查出患有慢阻肺，并且将疾病管理完全交给医护人员，一旦病情稳定出院，就认为已经康复，缺乏疾病自我管理的意识。其实，慢阻肺和高血压、糖尿病等慢性病一样，它的自我管理也非常重要。

一 什么是疾病自我管理

慢阻肺是一种无法治愈的慢性疾病，意味着患者将与疾病长期共存，甚至伴随终身，那么如何与慢阻肺和平共处，就成为了患者的重要课题。疾病自我管理，就是患者在医务人员的协助下，自己照顾自己，包括了解疾病常识、按时按量服药、运动锻炼、自我监控疾病的症状和征兆，以减少疾病对躯体功能、社会关系以及情感方面的影响。疾病自我管理的目的不在于治愈疾病，而是通过有效的自我管理措施，使患者过上更为独立、健康的生活。实践证明，自我管理意识强的患者，疾病的转归和预后明显优于缺乏自我管理意识的患者。

疾病自我管理的核心技能包括以下几方面。

1. 解决自身健康问题的能力　指在疾病管理的过程中，患者能够识别问题，在医生和家人、朋友的帮助下找到解决问题的办法，并评价该方法是否有效。

2. 知情决策能力　患者同医生和卫生工作人员一起积极努力制定治疗策略。

3. 获取和利用资源的能力　患者充分利用自身的、家庭的、社区的和各级医疗卫生保健机构的资源，为自我管理提供丰富的资料来源，也包括从图书馆、网站等渠道寻求有利于自我管理的支持和帮助。

4. 与医疗服务提供者形成良好的合作关系　患者与医生、护士等进行良好的沟通与合作，共同讨论和管理疾病。

5. 行动计划能力　患者学习如何改变个体行为，制定行动的目标和计划，并付诸实施。

6. 自我裁适能力　患者根据自身实际情况选择有效的自我管理方法和技能，并及时对自我管理措施进行评价和修订完善。

二 为什么需要疾病自我管理

慢阻肺病程长，有明显的急性加重期和稳定期之分。急性加重期需要门、急诊或住院治疗，以医护人员的管理为主；稳定期主要是居家康复治疗，以患者的自我管理为主。对大部分患者来说，稳定期远远长于急性加重期，因此，在整个慢阻肺管理中，患者的自我管理举足轻重。

自我管理益处有很多，包括以下几点。

1. 减轻症状。

2. 改善运动耐力。

3. 稳定病情，延缓疾病进展。

4. 减少住院次数，降低病死率。

5. 改善不良情绪，如焦虑、抑郁等。

6. 提高生活质量。

三　慢阻肺自我管理包括哪些主题

慢阻肺自我管理可以减轻疾病所带来的影响，最终改善健康状况。通常包括以下主题。

1. 控制呼吸困难。

2. 有效排出痰液。

3. 正确使用吸入药物。

4. 长期家庭氧疗。

5. 使用家庭无创呼吸机。

6. 健康的饮食。

7. 疲劳和节约体力。

8. 预防慢阻肺急性加重。

9. 管理其他合并症。

以上主题将分别在后续章节详细介绍。

第8章 呼吸困难的控制

呼吸困难是困扰慢阻肺患者最常见的症状，患者会感到呼吸费力、喘不过气。疾病早期，患者没有明显的呼吸困难或仅在体力活动后出现，随着病情发展，呼吸困难会逐渐加重。采用一定的技巧，可以在一定程度上缓解呼吸困难。

一 慢阻肺的呼吸困难是如何产生的

慢阻肺患者的呼吸困难是由多种原因造成的，主要原因如下。

1. 气道狭窄　慢性炎症、痰液等会使小气道堵塞、狭窄，导致空气进入肺部受阻以及肺内气体交换的能力下降，出现呼吸困难。

2. 肺气肿　由于肺过度膨胀，肺泡弹性回缩力下降，气体排出受阻，滞留在肺内，导致呼吸困难。久而久之，还会使得胸廓形态发生改变，变得像"水桶"一般，称为"桶状胸"。

3. 呼吸肌功能减退　呼吸运动依赖于呼吸肌的做功，慢阻肺患者由于气体交换受阻，摄入氧气减少,不得不通过加快呼吸频率来增加氧气的摄入。长此以往,会使呼吸肌疲劳,气体交换效率更低,不得不继续加快呼吸频率,出现气短、气促的症状。

4. 全身肌肉萎缩　慢阻肺患者常因害怕呼吸困难选择静坐/静卧,体力活动的减少反而加速了肌肉的萎缩和流失,使运动耐力下降,呼吸困难加重。

5. 负性情绪　焦虑、烦躁等负性情绪会使呼吸频率加快,引发气短、气促,患者对呼吸困难的恐惧,还会使心理负担加重,从而更容易引发呼吸困难。

二 如何减轻呼吸困难

慢阻肺患者在呼吸困难时会下意识加快呼吸,以吸入更多的氧气。然而,加快呼吸频率并不是缓解呼吸困难的有效方法,相反会使呼吸肌更易疲劳。

1. 呼吸控制　呼吸困难发作的时候最有效的方法是呼吸控制。呼吸控制是指正常呼吸时以最省力的方式进行呼吸。呼吸控制可以改善浅快呼吸，帮助缓解气短、气促的症状。

呼吸控制的方法如下（图 8-1）。

➤ 坐位或者站位，放松上胸部和肩部，避免耸肩、弯腰、驼背。

➤ 平静呼吸，重点使用下胸部做平静呼吸。在刚开始练习时，将一只手放在下胸部和上腹部之间（膈肌的位置），用手感受呼吸时膈肌的上抬和回落。

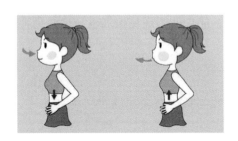

图 8-1 呼吸控制

呼吸控制任何时候都可以使用，简单易学，患者可以将呼吸控制融入日常生活中，例如在走路时，可以建立步行节奏，尽量使呼吸与步伐相匹配。在休息时，一个舒适的姿势可以使肺部发

挥最大功能，有助于减轻呼吸困难症状。一般来
说，最好的体位就是保持上半身直立，双臂支撑
上半身或者背部靠在坚固的地方，使上胸部放松。

2. 坐位放松（图 8-2）

➤ 坐在靠背椅上，双脚平放在地面，胸部略
微前倾，放松肩颈部。

➤ 将肘部放在膝盖上，如果需要，可用手撑
住下巴或者在身体前面放一张桌子，直接趴在桌
子上。

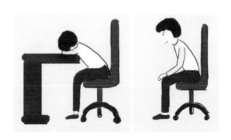

图 8-2 坐位放松

3. 站位放松（图 8-3）

➤ 双脚分开与肩同宽，背靠墙，双手自然下
垂放在大腿上。

➤ 头稍后仰，后脑勺靠墙，保持肩膀放松。

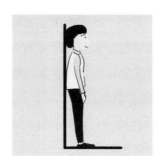

图 8-3　站位放松

4. 卧位放松（图 8-4）

➤ 侧卧睡觉时，保持头部抬高，并将一个枕头放在两膝盖之间。

➤ 仰卧睡觉时，保持头部抬高，弯曲膝盖，在膝盖下放一个枕头。

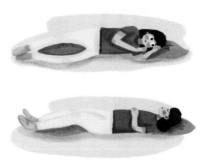

图 8-4　卧位放松

5. 使用药物　当感觉气喘、气促加重时，立即吸入短效急救药物，能有效、迅速地缓解症状。这类药物起效迅速，但作用时间短，只适合在症状加重时临时使用。如果要减少症状发作次数，药物治疗的关键还在于规律使用长效维持性药物，这类药物起效没有短效急救药物快，但作用时间长，对减少急性加重次数、降低住院率有明显的效果。掌握正确的使用方法是充分发挥药物效果的前提，有关药物的使用方法及介绍会在第 10 章详细阐述。

6. 运动　缺乏运动和呼吸困难之间存在恶性循环，打破这种恶性循环的关键就是坚持运动训练。运动初期可能会感到非常疲劳，但只要坚持下去，当逐渐适应运动强度之后，疲劳感会减轻，呼吸困难也会有所缓解。最有效的运动是下肢运动，有证据表明，下肢运动可以提高肌肉对氧的摄取和利用。

7. 吸氧　缓解运动诱发性呼吸困难和夜间突发性呼吸困难最快的办法，特别是当患者出现慢性呼吸衰竭，合并持续的低氧血症（血液中氧气含量不足）时，长期家庭氧疗（详细介绍见第 12

章）则是必要的治疗措施。对于在活动过程中经常出现呼吸困难者，建议配备一个便携式的氧气罐，不仅能快速缓解活动诱发的呼吸困难，而且能提高活动的耐受力。

8. 管理焦虑和紧张的情绪　焦虑和紧张的情绪会使呼吸反射性加快，呼吸困难程度加重。合理地管理、控制焦虑和紧张的情绪可帮助控制呼吸，具体做法见第 19 章。

9. 采取节约体力的措施　适当采取一些能够节约体力、缓解疲劳的措施，可以帮助慢阻肺患者保持一定的日常活动，维持较好的生活状态。具体做法见第 15 章。

第9章 有效排痰

慢阻肺患者常有痰液增多和/或咳痰不出，致使痰液堆积不能排出，引发肺部感染。掌握排痰技巧对痰多的患者至关重要。本章介绍的主要是患者居家的主动排痰技巧，主要有呼吸控制、有效咳嗽、物理震荡排痰等。

一　痰液是如何产生的

呼吸吸入空气的同时，漂浮的尘埃也会进入气管，此时气管分泌黏液包裹住颗粒物，就形成了痰液。痰液附着在支气管壁上，由支气管纤毛运输到咽部，然后通过咳嗽将其咳出。正常人的痰液稀薄且少，容易咳出或咽下，但慢阻肺患者随着气道炎症加重，黏液分泌增加，痰量也会增多。

二　常用的有效排痰方法有哪些

目前，常用的有效排痰方法包括：传统的拍

背、叩击及震荡手法，主动呼吸循环技术、有效咳嗽以及排痰辅助装置。

拍背、叩击等手法由于只作用于大气道，对于小气道的深部痰液效果较差，且拍背的力量、节律和频率无法控制，患者舒适性差，也会使操作者感到费力，因此临床上不太推荐拍背、叩击这类传统的排痰方式，这里主要介绍主动呼吸循环技术、有效咳嗽以及排痰辅助装置。

1. 主动呼吸循环技术 一个周期的主动呼吸循环技术包括三个部分：呼吸控制、胸廓扩张以及用力呼气技术。

呼吸控制：是在正常呼吸时以最省力的方式进行呼吸。呼吸控制简单易学，具体操作方法见第 8 章。

胸廓扩张：是指着重于吸气末梢屏气的呼吸（图 9-1）。

▶ 吸气，在吸气末梢屏气 3 秒左右，然后放松呼气。注意不要深吸气，这会使肺内残留气体增加，呼气更加困难。

▶ 屏气，有助于恢复塌陷堵塞的气道和肺泡，建议每次屏气时间控制在 3 秒左右，时间太短达不到效果，太长易造成缺氧。

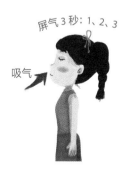

图 9-1　胸廓扩张

用力呼气技术：是由 1 次或 2 次的用力呼气组成的，用力呼气可以使痰液向咽喉移动，促进痰液排出（图 9-2）。

▶ 缓慢平静呼吸，呼吸时张口，利用胸腹部将空气挤出。

▶ 呼气时发出"呵呵"的声音，类似于呵气使眼镜起雾的动作一样，时间以可耐受为宜，呼气时间过短没有效果，呼气时间过长则易造成缺氧。

▶ 呼气需要用力，刚开始时可以练习吹起薄纸。当方法正确时，能感受到气道打开。

➤ 用力呼气之后应使用呼吸控制放松，预防气道痉挛。

➤ 如果感到呵气音变干，没有痰液排出或者感到疲劳时，应该立即结束呼气。

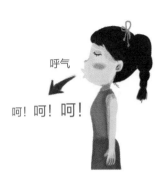

呼气

呵！呵！呵！

图 9-2　用力呼气

2. 有效咳嗽　可以促进排痰，并且不受场地和时间的限制，适用于任何可以自主咳嗽的患者，包括以下几个步骤（图 9-3）。

➤ 坐在椅子或床上，上半身前倾，稍低头，双手放于腹部，或在腹部放置软枕压迫。

➤ 1 次或 2 次平静呼吸后，吸气，然后屏气 3 秒左右。

➤ 胸壁和腹部同时用力，做爆破性咳嗽 1 次或 2 次，恢复平静呼吸。

➤ 如感到疲劳，应及时停止并休息，以免加重肺部缺氧。

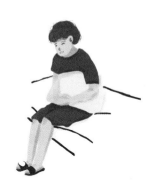

3. 排痰辅助装置 指借助机械装置的力量松动气道内的痰液，促进松动的痰液向咽部运动，最终

图 9-3 有效咳嗽

通过有效咳嗽促进痰液排出。它可以改善肺部环境，减少肺内黏液滞留，常见的排痰装置有排痰达、排痰呼吸训练器。

排痰达：一种便携式烟斗状管型结构排痰设备（图 9-4），主要通过震动使痰液松动，使用方法如下。

➤ 坐位，该设备依靠重力发挥作用，使用时保持装置水平位，躺卧时不能使用。

➤ 含住含嘴，用鼻子缓慢吸气，屏气 3 秒左右，通过排痰达以正常稍快的速度呼气，促使气管内痰液的松

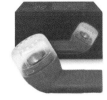

图 9-4 排痰达

动和移除。

➤ 重复以上过程 4～8 次，深吸气后屏气，再用力呼气，重复 2 次，促使痰液排出。

➤ 配合有效咳嗽，将痰咳出。

排痰呼吸训练器：一种呼气末正压振荡装置，通过配重平衡塞和磁铁来产生振荡气流（图 9-5），使用方法如下。

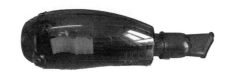

图 9-5　排痰呼吸训练器

➤ 任何体位均可，包括坐、站、卧。

➤ 含住含嘴，用鼻子缓慢吸气，屏气 3 秒左右，通过排痰呼吸训练器以正常稍快的速度呼气。

➤ 重复以上过程 6～8 次，1 次或 2 次深吸气后屏气，配合有效咳嗽，将痰咳出。

第10章 慢阻肺常用药物

药物治疗可以缓解慢阻肺症状、减少急性加重次数和严重程度、改善健康状况和运动耐力，在慢阻肺治疗中不可或缺。随着疾病的发展，慢阻肺患者应定期复查，医师评估其实际情况制定合适的药物治疗方案，患者根据处方合理用药。

一 慢阻肺药物有哪些种类

慢阻肺药物种类多，根据使用目的可分为短效急救药物、长效维持药物以及急性加重期药物三大类。

1. **短效急救药物** 能快速缓解突然发作的气短、气促等呼吸困难症状。

2. **长效维持药物** 用于稳定期的维持治疗，长期规律使用帮助控制症状，预防急性加重。当单一药物效果不佳时，可结合使用2种或3种不同长效维持药物。

3. **急性加重期药物** 在急性加重时短期用药，帮助平喘及控制感染。

本节中提到的吸入药物装置的使用方法将在第 11 章详细介绍。

二 慢阻肺药物如何使用

1. 短效急救药物　起效快，通常吸入后几分钟就可以发挥作用，通过舒张气管及其周围的肌肉，缓解气道痉挛，减轻呼吸困难症状，药效通常持续几小时。代表药物有沙丁胺醇、异丙托溴铵、复方异丙托溴铵等（表 10-1）。

表 10-1　代表性短效急救药

药物种类	沙丁胺醇	异丙托溴铵	复方异丙托溴铵
用法用量	1～2 喷 / 次，24 小时内 ≤ 8 喷	1～2 喷 / 次，24 小时内 ≤ 12 喷	2 喷 / 次，24 小时内 ≤ 12 喷
药物作用	15～30 分钟药物作用达高峰，药效可持续 4～6 小时	1～2 小时药物作用达高峰，药效可持续 6～8 小时	3 小时药物作用达高峰，药效可持续 4 小时左右

续表

药物种类	沙丁胺醇	异丙托溴铵	复方异丙托溴铵
不良反应	较少,大剂量应用时可出现心动过速、头痛、手抖等	口干,偶可见心率加快、视力模糊、排尿困难等,青光眼和前列腺增生倾向的患者慎用	口干、心慌、头晕、手抖等,可能出现过敏样反应,如皮疹、荨麻疹
注意事项	按需使用,不推荐长期规律使用,以免增加耐药性	按需使用,可规律使用	按需使用,可规律使用

注：吸气无力或者无法配合吸药者，可以使用储雾罐。以上药物应随身携带，以应对突发情况或运动时的呼吸困难症状。

2. 长效维持药物　通过松弛气管或气管周围的肌肉，缓解气道痉挛。相比于短效急救药，虽起效较慢，但作用时间更长，通常可以维持 12 ~ 24 小时。代表性药物有沙美特罗替卡松、布地奈德福莫特罗、噻托溴铵、茶碱类（表 10-2）。

表 10-2　代表性长效维持药物

药物种类	沙美特罗替卡松布地奈德福莫特罗	噻托溴铵	茶碱缓释片多索茶碱片
用法用量	间隔 12 小时 / 次，早、晚使用	1 次 / 日	1 ~ 2 次 / 日，1 ~ 2 片 / 次
药物作用	布地奈德福莫特罗比沙美特罗替卡松起效快，两者药效皆可持续 12 小时	药效可持续 24 小时以上	药效可持续 12 小时以上
不良反应	口咽部念珠菌病（鹅口疮）、声音嘶哑、咽喉部不适、头痛、心律失常、关节痛、肌痛、震颤等	口干、便秘、声音嘶哑、头晕等	使用初期多见恶心、呕吐、易激动、失眠；过量服用可能出现心动过速、心律失常，严重者可致死
注意事项	1)应长期规律使用；药物有不同规格，应遵医嘱用药，不能自行随意增减药物使用剂量或停药。2)甲状腺功能亢进、肺结核患者慎用。3)布地奈德福莫特罗可能导致血糖升高，合并糖尿病者需加强血糖监测。	1)无症状时应规律使用，不用作急性加重期的急救治疗药物。2)心血管病、糖尿病、肝肾功能不全患者慎用。	1)茶碱缓释片不能压碎或咀嚼服用。2)茶碱的治疗剂量和中毒剂量接近，因此切忌过量服用。3)用药时不要同时饮用含咖啡因的饮料或食品。

续表

药物种类	沙美特罗替卡松布地奈德福莫特罗	噻托溴铵	茶碱缓释片多索茶碱片
注意事项	4) 用药后及时、充分漱口，避免药物不良反应	3) 干粉剂和喷雾剂两种剂型，干粉剂需借助药粉吸入器给药，干粉胶囊不可吞服。4) 用完及时、充分漱口，避免药物不良反应	4) 应定期监测血清茶碱浓度，以保证最大的疗效而不中毒。5) 肝肾功能不全、低氧血症、高血压或有消化性溃疡史的患者慎用

3. 急性加重期药物　慢阻肺急性加重是指短时间内症状加重，并且平时使用的药物无法缓解症状。其主要原因是呼吸道感染，故以抗感染、平喘、祛痰止咳为主。主要药物有抗生素、糖皮质激素（口服或静脉滴注）、平喘药（如多索茶碱注射液）、祛痰药（如盐酸氨溴索注射液、乙酰半胱氨酸泡腾片）、止咳药（如苏黄止咳胶囊）以及抗炎药（如孟鲁司特、罗氟司特）等。

注意：抗生素和糖皮质激素是急性加重期最常使用，同时也是患者产生疑问、误区最多的药物，此类药物需在医务人员的监测和指导下使用，切忌自行购药、用药。

抗生素：在急性加重期，医师一般会根据患者个人情况针对性地使用抗生素。随着细菌对抗生素的耐药性日益增加，新型广谱抗生素的使用越来越频繁。需注意，抗生素只能在慢阻肺的急性加重期短期使用，长期预防性用药不仅无效，还会增加细菌的耐药性，一旦病情再次发作，使用同类抗生素将无法抑制细菌，长此以往，可用的抗生素越来越少，感染将难以控制。

糖皮质激素（口服或静脉滴注）：慢阻肺急性加重期气道炎症加剧，而糖皮质激素有快速、强大而非特异性的抗炎作用，因此也作为急性加重期的一线用药，在这一时期主要以口服或静脉用药为主。

　　糖皮质激素非常容易产生依赖性，一旦突然停药或减量过快，可能会让症状加剧，称为"反跳现象"。此外，长期大剂量口服或静脉使用激素，还可能会造成严重的不良反应，如骨质疏松、高血压、糖尿病、肥胖、溃疡等。

　　因此，糖皮质激素的治疗原则：小剂量短期内用药，不可突然撤药，应由静脉用药逐渐过渡到口服用药，再过渡到吸入给药。

第11章

吸入装置的使用和维护

吸入性药物因药物疗效好，不良反应少，已成为治疗慢阻肺最常用的药物。这类药物主要通过吸入装置发挥作用，因此药物的疗效和吸入装置的正确使用密切相关，许多慢阻肺患者因为使用吸入装置不恰当而使吸入制剂未能发挥最大的疗效，造成药物资源浪费、病情延误。

一 吸入装置有何作用

吸入疗法是呼吸科特有的给药方式，通常需要借助吸入装置来发挥疗效。吸入装置可以使药液或者药粉分散成更细微的气溶胶小颗粒（气雾），并让气溶胶颗粒更多、更快以及更直接地作用于肺部，达到药物疗效的最大化。相比于口服、肌内注射、静脉滴注等方式，吸入装置用药剂量小，作用直接迅速，局部药物浓度高，并且可以一定程度上避免或减少全身用药可能产生的不良反应。

二 吸入装置有哪些类型

吸入制剂有气雾剂、干粉剂等剂型，配合不同的剂型有不同的吸入装置，常见的吸入装置如下。

1. 压力定量吸入器。
2. 储雾罐。
3. 都保。
4. 准纳器。
5. 药粉吸入器（吸乐）。
6. 喷雾型吸入器。

三 吸入装置如何使用及维护

1. 压力定量吸入器（图 11-1）
使用方法
1）摘下压力定量吸入器的咬嘴保护盖。
2）保持药罐在上，咬嘴在下，并充分摇匀药罐内药液。
3）远离咬嘴，用力呼气后屏气。
4）将咬嘴放入口腔，双唇包紧咬嘴。

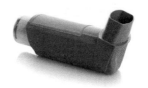

图 11-1　压力定量吸入器

5）缓慢而深地用嘴吸气，与此同时，按压金属罐底使药物喷出。

6）继续缓慢地深吸气，并屏气 10 秒左右。

7）在屏气开始时，将吸入器从口中拿出。

8）10 秒后轻轻地呼气。

9）如果需要再使用一次的话，等待 1 分钟左右，重复以上步骤 2 至 8。

10）擦拭吸嘴，盖上外盖，立即用清水深入喉部漱口。

注意事项

1）为了保证吸入足够的药物，在用药时应保持吸入装置直立，尽量坐位和站位吸药。

2）按压金属罐后，喷雾很快释放，因此一定要在吸气后按压金属罐。

3）避免将吸入器搁置在过冷或者过热的位

置，尤其是寒冷会降低药物功效，因此需将此类吸入器保存在温暖的环境中。

4）用完要及时擦拭吸嘴，每周用清水清洗外壳，晾干盖好。

5）注意药物的有效期，快过期或者快用完时，及时更换。

6）可以通过听摇晃金属罐的声音判断剩余药物剂量。

7）对于吸气无力或者学不会使用吸入器者，可用储雾装置帮助患者轻松吸入药物。

2. 储雾罐（图 11-2）

使用方法

1）摘下储雾罐和吸入器的保护盖。

2）保持吸入器直立，摇晃药液。

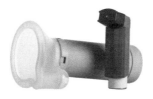

图 11-2　储雾罐

3）将吸入器与储物罐的尾端相连。

4）坐位或站位用力呼气后屏气。

5）将储雾罐的咬嘴或面罩放入口中，用口唇包紧。

6）按压金属罐底，同时开始做缓慢深吸气。

7）持续缓慢深吸气，并尽可能屏气10秒。

8）屏气时拿开吸嘴，之后缓慢呼气。

9）如需再使用一次，等待1分钟左右重复以上步骤2至8。

10）将吸入器和储雾罐分开，擦拭吸嘴，盖好外盖，同样需要用清水深入喉部漱口。

注意事项

1）吸入器在使用时保持直立。

2）吸药时缓慢深吸气即可，如果吸气过快，储雾罐的流量信号哨会发出提醒，此时应降低吸气的速度。

3）储雾罐需要定期清洁，药物会在罐内壁上形成白色残留物，因此需每隔一周将储雾罐浸入温肥皂水中，不要用海绵或刷子擦洗内壁，自然浸泡即可，然后清水冲洗，并置于清洁处风干。

3. 都保（图 11-3）

使用方法

1）保持都保直立。

2）旋松盖子并拔出。

3）药物装填：把底部的旋钮往任一方向扭到底，再往反方向扭，直至听到"咔哒"一声，表示药物装填完毕。

4）远离都保的吸嘴，用力呼气后屏气。

5）将吸嘴放在上、下牙齿之间，双唇包住吸嘴，用力吸气。

6）持续用力吸气，并屏气 10 秒左右。

7）屏气时拿开吸嘴。

8）轻轻呼气，呼气时同样远离吸嘴，不要把气吹进都保。

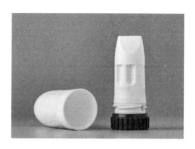

图 11-3　都保

9）如需再使用一次，等待 1 分钟左右，重复步骤 2 至 8。

10）用纸擦拭吸嘴，并套上外盖，立即用清水深入喉部漱口。

注意事项

1）装药时，保持都保直立。

2）使用都保时，吸气流速越高，进入肺的药物越多，因此需用力深吸气。

3）为防止都保内药粉受潮，应将都保保存在干燥处，并且使用时不对着吸嘴吹气。

4）药粉非常轻，因此可能感受不到药物被吸入，只要使用方法正确，无需担心药物没有吸入。

5）用药后，及时用纸巾或者干布擦拭吸嘴，严禁将都保放在水中清洗。

6）都保咬嘴下方有一个小的剂量计数窗，显示剩余药物数量，当出现红色记号时，表明都保内的药物已用完。

7）不要通过摇晃都保来判断剩余药量，因为声音是瓶内干燥剂发出的。

8）吸入完毕，立即用清水深入喉部漱口，减少口腔药物残留。

4. 准纳器（图 11-4）

使用方法

1）开盖：一手握住准纳器，另一手拇指放在手捏槽内并向外推动，直至发出"咔哒"一声。

2）水平握住准纳器，向外推动滑动杆，直至底部。

3）远离吸嘴，用力呼气后屏气。

4）将吸嘴放在上、下齿之间，双唇包住吸嘴。

5）用力地深吸气，尽可能屏气 10 秒左右。

6）屏气时拿出吸嘴，继续保持屏气。

7）正常呼气，记住远离吸嘴呼气。

8）擦拭吸嘴，并关闭准纳器，将拇指放在手捏槽中拉回外盖，直至听到"咔哒"一声，不需要拉滑动杆，外盖盖上后会自动归位。

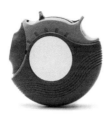

图 11-4　准纳器

9）立即用清水深入喉部漱口，减少口腔药物残留。

注意事项

1）一次装药只含有一个单位的药量，多吸几次也不会增加药物剂量。

2）使用准纳器时，吸气流速越高，进入肺部的药物剂量越多，所以需用力深吸气。

3）用药后及时用纸巾或者干布擦拭吸嘴，严禁将准纳器放在水中清洗。

4）外壳有一个小的计数器窗口显示剩余药物数量，最高数字为"60"，每用一次，数字减少"1"，当药物所剩不多时，及时购买。

5）用药后一定要及时漱口，以避免出现声嘶、咽喉刺激、头痛、口腔念珠菌感染等不良反应。

5. 药粉吸入器（图 11-5）

使用方法

1）打开药粉吸入器的外盖和吸嘴。

2）从包装里取出胶囊，并放入中央室。

3）关上吸嘴，此时可听到"咔哒"一声，表示盖子已经盖好。

4）按压吸入器侧边的刺孔按钮，刺破胶囊。

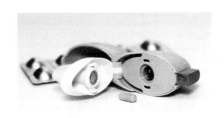

图 11-5　药粉吸入器

5）远离吸嘴，用力呼气后屏气。

6）将吸嘴放在上、下齿间，用口唇包紧。

7）缓慢而深地吸气。

8）拿出吸嘴，并尽可能保持屏气10秒左右。

9）正常呼气，如果需要再次使用，重复步骤 2 至 8。

10）把使用完的胶囊倒出丢弃，擦拭吸嘴，盖好外盖，立即用清水深入喉部漱口。

注意事项

1）药粉吸入器只能配合噻托溴铵使用。

2）胶囊切忌吞服。

3）刺孔按钮切忌反复按压，避免产生胶囊碎片被吸入肺内。

4）装填药粉后，要远离吸嘴做呼气动作，

以免药粉被吹出或受潮。

5）用后及时擦拭，每周清洗一次。

6）一定要仰头将清水深入喉部漱口，避免出现声嘶、喉咙干痛等不良反应。

6. 喷雾型吸入器（图 11-6）

使用方法

1）保持吸入器直立，将透明底座按照标签红色箭头指示方向旋转，直至听到"咔哒"一声，表示装药完毕。

2）打开防尘帽，远离吸嘴，用力呼气后屏气。

3）将吸嘴放在上、下齿之间，口唇包紧。

4）用嘴开始缓慢地吸气，当吸气开始之后，按压给药按钮。

5）持续缓慢深吸气，并尽可能保持屏气 10 秒左右。

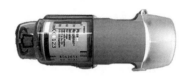

图 11-6　喷雾型吸入器

6）屏气时拿出吸嘴。

7）远离吸嘴，正常呼吸。

8）如需再使用一次，重复步骤 2 至 7。

9）擦拭吸嘴，盖上防尘帽，并立即用清水深入喉部漱口。

注意事项

1）保持吸入器直立吸药。

2）吸入器按压后很快喷雾，因此在吸气后才可按压给药按钮。

3）瓶身上有红色的箭头指示药物的剩余数量，当快用完时及时更换。

4）用后及时用纸巾擦拭吸嘴，并且充分漱口。

第12章

长期家庭氧疗

慢阻肺患者由于肺功能受损，血液中氧气浓度下降，导致低氧血症。长期血氧水平低下，使慢阻肺患者患心、肺、脑血管疾病的风险增加，甚至诱发多器官功能障碍。而家庭氧疗有助于使患者的血氧水平恢复正常，从而减少对重要器官的伤害。对血氧水平低的慢阻肺患者来说，家庭氧疗可以延长患者寿命，改善患者生活质量。

一　什么是长期家庭氧疗

氧疗是一种治疗方式，像药物治疗一样也应由医务人员开具处方，氧疗处方包括：评估、滴定氧气流量、吸氧时间、氧疗目标以及监测等。慢阻肺急性加重期患者在医院通过治疗后，病情得到一定的控制，但是在后续的治疗和预防过程中，由于部分患者呼吸功能受损较为严重，在日常活动中易出现气促、胸闷、发绀等症状，为了使该类患者的病情能够维持稳定，需要长期家庭氧疗。长期家庭氧疗是指慢阻肺患者每天在家中按照氧疗处方进行吸氧，并持续较长时间（至少6 个月），且每天吸氧不少于 15 小时，从而纠正低氧血症，改善患者生活质量，延缓疾病进程，提高患者生存率。

二 什么时候需要长期家庭氧疗

并不是所有的慢阻肺患者都需要长期家庭氧疗。医师会依据患者的动脉血气分析和动脉血氧饱和度结果以及合并症等情况来判断患者是否需要长期家庭氧疗。

动脉血气分析，是指抽取患者的动脉血进行检验，其结果中的氧分压可以直观地显示患者是否存在缺氧以及缺氧的程度。动脉血氧饱和度，即动脉血中的氧气浓度，可以经动脉血气分析得出，也可以由指夹式脉搏血氧饱和度指示仪器（指脉氧仪）检测。指脉氧仪（图 12-1）是一种轻巧方便的无创性血氧饱和度检测仪器，可同时检测患者的血氧饱和度和脉搏。正常人体的动脉血氧饱和度应 ≥ 95%。

当患者出现以下指征时，医师会建议其进行

长期家庭氧疗。

1. 血气分析：氧分压 ≤ 7.3kPa，或血氧饱和度 ≤ 88%，伴或不伴有高碳酸血症。

2. 血气分析：氧分压在 7.3 ~ 8.0kPa 或血氧饱和度 ≤ 88%，并伴有肺动脉高压、心力衰竭所致的水肿或红细胞增多症。

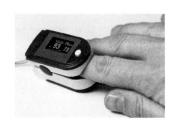

图 12-1　指脉氧仪

三　长期家庭氧疗有哪些益处

1. 纠正低氧血症，减少低氧对心、脑、肺、肾等重要器官的损害。

2. 减轻因低氧导致的注意力不集中、头痛、嗜睡、烦躁等神经精神症状。

3. 提高日常生活活动的独立性，减少对他人的依赖。

4. 减少疾病急性加重次数、住院次数，节约医疗费用。

5. 提高生活质量，延长生存年限。

四 长期家庭氧疗的设备有哪些

常用的家庭氧疗设备有制氧机和便携式氧气罐。

1. 制氧机 家用制氧机（图 12-2）是一种小巧轻便的机器，其运送的氧气浓度一般为 93%～98%。市面上现有的各类家用制氧机，操作简单易学。基本配置包括外机、电源、氧流量表、湿化瓶、鼻氧管或吸氧面罩。

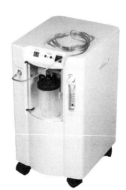

图 12-2 制氧机

家用制氧机经济安全，可以源源不断地制造氧气，而所需的维护较少，只需定期检测氧流量和氧浓度即可。对需要长期家庭氧疗的慢阻肺患者来说，家用制氧机性价比最高，但其一般不能便携移动。

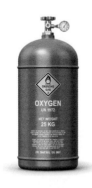

图 12-3　氧气罐

2. 氧气罐（图 12-3）是在高压下将氧气压缩至氧气瓶中。氧气罐包括氧气钢瓶、压力表、流量表、湿化瓶和手推车。氧气罐根据体积大小的不同，盛装的氧气量也有所不同，体积越大，储氧越多，也越重，搬运较不方便，可借助手推车运输。

使用氧气罐时需观察氧压力表，以监测罐内的余氧量，在快用完时，需及时到医用氧气厂灌氧。相较于其他氧疗设备，氧气罐具有体积小、氧含量高、使用方便、可移动等优点。

3. 制氧机和氧气罐的区别　制氧机和氧气罐各有优缺点（表 12-1），患者可依据自身情况进行选购。

表 12-1 制氧机和氧气罐的区别

氧疗设备	优点	缺点	应用
制氧机	1)可源源不断制氧。 2)使用方便，易维护。 3)后续费用支出主体为电费	1)购买成本较高。 2)需耗电,停电则无法使用。 3)氧流量与氧纯度较氧气罐低。 4)不易携带。 5)有噪音	家庭长期氧疗最常使用的设备
氧气罐	1)可提供高浓度氧气。 2)无噪音。 3)不耗电。 4)佩戴滑轮时可以移动	1)单罐使用时间有限,需灌氧。 2)操作较家用制氧机复杂。 3)质量较重	外出时可携带吸氧或用于短期内吸氧

五 氧疗的方法有哪些

1. **鼻导管法** 鼻导管（图 12-4）吸氧法适用于氧分压或氧饱和度轻、中度降低者。鼻导管使用方法简单，只需将导管前端插入鼻腔内约 1cm，其余管道绕挂在耳后即可。为防止导管被鼻分泌物堵塞、避免导管被细菌污染，鼻导管需要在使用后及时清洗晾干，建议破损时立即更换。

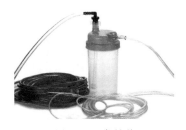

图 12-4　鼻导管

2. **面罩法**　面罩型导管（图 12-5）可通过增加氧气储存空间来提高氧浓度，适用于病情较重，氧分压或氧饱和度明显下降者。使用时需要将面罩紧密罩于口鼻部，用松紧带固定。面罩在使用后及时清洗晾干，建议破损时立即更换。

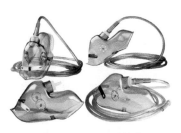

图 12-5　面罩型导管

3. 鼻导管法与面罩法的区别　鼻导管法与面罩法各有优缺点（表 12-2），患者可依据自身情况进行选择。

表 12-2　两种氧疗方法的区别

氧疗工具	优点	缺点	应用
鼻导管法	1）易于被患者接受。 2）不影响说话、进食	1）刺激鼻黏膜。 2）容易漏气。 3）容易堵塞	长期家庭氧疗最常使用的工具,适用于低流量、低浓度吸氧
面罩法	1）适合张口呼吸者。 2）不容易漏气。 3）不刺激鼻黏膜	1）影响说话、进食。 2）佩戴拘束	适用于较高流量和浓度吸氧,能快速提高患者血氧含量

六　如何制定氧疗处方

氧疗处方是医师为慢阻肺患者制定的关于吸氧时间、吸氧流量以及氧疗注意事项等的规定。吸氧前，患者需要熟悉氧疗处方，以避免发生意外，达到最佳的氧疗效果。

1. 吸氧时间 氧疗时间依据氧疗目的不同而有所变化（表 12-3）。

表 12-3 三种常见的氧疗时间

氧疗时间	氧疗目的
每天 ≥ 15 小时	改善生活质量，延长生命年限
夜间睡眠时吸氧	预防夜间出现低氧血症
运动 / 日常活动时吸氧	提高运动耐力，降低因运动所致呼吸困难的发生率

一般来说，每天吸氧至少 15 小时是重度及极重度慢阻肺患者最佳的氧疗时间；医师常根据患者的日常生活习惯为患者制定氧疗处方，在达到治疗目的同时，将对患者日常生活的影响降至最低。

2. 吸氧流量 指每分钟从氧疗设备获得的氧气含量，用升 / 分表示。慢阻肺患者以低流量持续吸氧为主，建议氧流量为 1 ~ 2 升 / 分。氧疗 4 至 6 周后，需医师评估吸氧的时间和流量是否达到预期的治疗效果。如吸氧后仍感觉有较严重的胸闷、气短、喘憋等现象，及时联系主治医师。

我们知道吸氧可以增加血液中的氧气浓度，是不是吸氧的流量越高，血液中的氧气浓度越高呢？事实并非如此。慢阻肺患者由于肺通气功能出现障碍，外界的氧气难以顺利地吸入肺内，体内二氧化碳难以排出，因此出现不同程度的缺氧和二氧化碳的蓄积。由于长期的二氧化碳潴留，人体的化学感受器对高二氧化碳分压的刺激产生了适应性。呼吸调节主要依赖缺氧的刺激作用，如果氧流量过高，则会降低缺氧对呼吸中枢的刺激，从而引起呼吸抑制，反而使病情加重。低流量吸氧的目的是通过缓慢低流量给氧，逐渐提高血氧含量及血氧饱和度，纠正低氧血症。

3. 氧疗注意事项

➤ 氧疗设备应置于避光、通风、平坦的地方，切实做好"四防"，即防震、防火、防热、防油，氧疗设备需距火源 5 米以上，距离暖气至少 1 米。

➤ 氧气表及螺旋口切勿上油，也不能用带油的手装卸氧气表。

➤ 氧疗时禁止明火、禁止吸烟，以防发生氧气爆炸。

➤ 氧气筒内的氧气切勿用尽，压力表至少需保留 0.5mPa，以免灰尘进入筒内，再充气时引起爆炸。

➤ 根据医师的建议调整吸氧时间和吸氧流量，切忌自行调整。慢阻肺患者建议持续低流量吸氧，不超过 3 升 / 分，氧流量过高反而会抑制呼吸。

➤ 鼻导管吸氧时，应将嘴唇闭合，若经口呼吸，则会影响吸入的氧浓度，同时导致口干舌燥。

➤ 吸氧前检查鼻导管有无分泌物堵塞；建议至少每周更换一次吸氧管。

➤ 湿化瓶内的水量应占总容量 1/2 至 2/3，每 24 小时更换一次湿化瓶内的湿化水，无菌蒸馏水、灭菌注射用水是最好的选择，但考虑到便利性，也可以使用纯净水或冷开水。

➤ 判断鼻导管或面罩内氧气是否溢出有三个简单的办法。

• 观察湿化瓶内的水是否冒气泡。为防止干燥的氧气对鼻腔及呼吸道产生刺激，氧气在吸入鼻腔前，需在湿化瓶内湿化，湿化水冒气泡则表示氧气正常从氧疗设备中逸出。

• 将鼻导管的鼻端放入盛水的杯内，观察杯内的气泡情况，有气泡表示氧气正常逸出。

• 将鼻导管或面罩近人端贴近眼睛，用眼睛感受导管内的气流情况。

4. 正确调节氧气流量表　不论是使用制氧机还是氧气罐，进行家庭氧疗的慢阻肺患者都要学会调节氧气流量表。流量表调节操作看似简单，但也存在一定的误区，流量的正确读取是调节流量表的前提。正确的读数方法：保持视线与流量表的刻度在同一水平，不要俯视或者仰视读数，否则将会产生读数的误差。

5. 清洗和更换吸氧工具　长时间使用同一鼻导管和面罩容易造成细菌的聚集和繁殖，当细菌沿着管道进入鼻腔后，容易引发肺部感染，因此需定期清洗和更换吸氧工具。一般鼻导管和面罩每天需要用清水冲洗一次；每 7 天用清洁剂洗涤一次，再用清水冲洗，在阴凉、通风处晾干，避免因暴晒导致鼻导管和面罩变形，影响吸氧效果。当鼻导管被堵塞、面罩漏气时，应立即更换。

6. 学会观察氧疗效果 评价氧疗效果最直观的指标就是血氧饱和度。患者可自行购买指脉氧仪进行检测。氧疗有效的标志如下。

➤ 血氧饱和度上升至 90% 以上。

➤ 自我感觉呼吸频率减慢，呼吸平稳，神志清楚。

➤ 嘴唇发绀减轻，心率和血压较急性期下降。

氧疗过程中，如果患者出现呼吸困难加重、意识障碍，提示病情加重，需立即到医院进行治疗。

7. 写氧疗日记 长期家庭氧疗的患者可坚持每日撰写氧疗日记（表 12-4）：记录吸氧时间、流量以及吸氧后身体感觉的变化；如出现病情加重，需及时到医院就诊，同时将氧疗日记交给医师，为医师制定治疗方案提供依据。

表 12-4　氧疗日记

日期：　　年　　月　　日	

吸氧时间:□上午:　　□下午:　　□晚上:

吸氧流量:　　升/分

吸氧状态:□清醒时静坐　□清醒时静卧　□夜间睡眠
　　　　　□外出活动　　□家里活动　　□外出旅行

血氧饱和度:吸氧前:　　%　　吸氧后:　　%

脉搏:吸氧前:　　次/分　吸氧后:　　次/分

吸氧后病情变化:脉搏:　　　□降低 □升高 □无变化
　　　　　　　血氧饱和度:□降低 □升高 □无变化
　　　　　　　呼吸次数:　□减缓 □加快 □无变化
　　　　　　　胸闷气短:　□减轻 □加重 □无变化
　　　　　　　发绀程度:　□减轻 □加重 □无变化
　　　　　　　精神状态:　□改善 □加重 □无变化

8. 特殊情况下的氧疗处方

运动时的氧疗处方:慢阻肺患者在运动时吸氧可有效改善运动时的肺通气状况，缓解因担心呼吸困难发作而产生的紧张、焦虑情绪，提高运动耐力，延长运动时间。因此，对于重度、极重度的慢阻肺患者或是运动能力低下的患者，建议在运动时进行氧疗，氧疗处方包括以下内容。

➤ 氧疗时间:运动开始前 15 分钟，整个运动周期，运动结束后 15 分钟。对于呼吸困难症状不是很严重的患者，在运动开始前 15 分钟吸氧，可以改善运动表现和运动耐力。对运动中出现较为严重的呼吸困难的患者，可以在整个运动周期进行氧疗，以防止运动意外。而对仅在运动后有血氧饱和度下降的患者，可以在运动结束后 15 分钟进行适当吸氧。

➤ 吸氧流量：在运动前、运动中、运动后，可以适当提高吸氧流量，维持吸氧流量在 3 ~ 4 升 / 分。

➤ 注意事项：在医师的建议下用氧，切忌随意调高吸氧流量；运动时，防止被吸氧管绊倒。

外出时的氧疗处方：在氧疗期间，不要全程静坐或静卧，应尽可能地走出家门，恢复日常生活。便携式氧气罐为外出的慢阻肺患者提供了很大的便利。

➤ 氧疗时间：取决于外出时间。

➤ 吸氧流量：根据自我感觉的气短程度决定，当自我感觉微微气喘时，低流量 1 ~ 2 升 / 分吸氧即可，当感到喘不过气、胸闷、非常气短时，可适当调高流量至 3 升 / 分。

➤ 注意事项：事先确定外出路线和目的地，

确保氧气罐内的氧气量足够使用。

乘飞机时的氧疗处方：如果在乘坐飞机时需要氧气，患者在旅行前应尽早联系航空公司，询问其是否提供或允许携带吸氧设备。部分航空公司允许携带便携式制氧机，但需要提前查询制氧机是否为可接受的医疗设备。

➤ 氧疗时间：登机后即可开始吸氧。

➤ 吸氧流量：视患者的氧饱和度情况而定，保证吸氧时氧饱和度 >90%。

第13章 家庭无创呼吸机

慢阻肺以持续性气流受限为特征，特别是呼气性气流受限，具体表现为患者感到呼气性呼吸困难。为了吸入足够的氧气、完全排出二氧化碳，呼吸肌需要超负荷工作，长此以往，易导致呼吸肌疲劳，此时吸入和排出的气体则大大减少，人体缺氧程度加重，而二氧化碳潴留在体内无法排出，最终出现呼吸衰竭。

无创呼吸机可以帮助患者呼吸，从而减少呼吸肌做功，缓解呼吸肌的疲劳程度。在夜间，由于呼吸肌的自然放松，缺氧和二氧化碳潴留进一步加重，更加需要无创呼吸机辅助治疗。因此，稳定期慢阻肺患者在并发慢性呼吸衰竭后，需要长期，特别是夜间，接受家庭无创呼吸机治疗。

一 哪些慢阻肺患者需要家庭无创呼吸机治疗

并非所有的慢阻肺患者都需要家庭无创呼吸机治疗，医师会根据患者的病情为患者提供建议。通常，符合以下情况的慢阻肺患者需要进行家庭无创呼吸机治疗。

1. 慢阻肺合并呼吸衰竭，经医用无创呼吸机治疗后病情趋于稳定，但单靠吸氧不能完全纠正低氧血症和 / 或二氧化碳潴留。

2. 慢阻肺患者合并睡眠呼吸疾病，主要表现为睡眠中呼吸停止或出现夜间低通气导致的低氧血症，长期家庭氧疗无法纠正夜间低氧血症。

3. 患者经常自觉严重的呼吸困难，经无创呼吸机治疗后可缓解。

需要注意的是，进行家庭无创呼吸机治疗的患者一定要在医师和呼吸机工程师指导下，选择合适的参数，最好在医院试机观察一段时间再出院继续行家庭无创呼吸机治疗。在使用呼吸机的过程中，不要随意调节呼吸机参数，有问题及时向医师和呼吸机工程师咨询。

二 家庭无创呼吸机有哪些禁忌人群

1. 无法自主排痰，或者痰液过多者。

2. 严重呼吸抑制、嗜睡、意识障碍或不合作者。

3. 合并急性鼻窦炎或中耳炎者。

4. 对呼吸机面罩材料高度敏感者。

5. 易误吸者（吞咽反射异常，严重上消化道出血等）。

三 如何选择家庭无创呼吸机

正确选择呼吸机是保证疗效的关键，慢阻肺患者一般选用双水平正压无创呼吸机。这种呼吸机能够在患者吸气时给予压力支持，减轻患者的吸气负担，保证通气，缓解呼吸肌疲劳；在呼气时给予一个呼气末正压，可以用来对抗内源性呼气末正压，防止气体陷闭，帮助患者呼出废气；既对吸气做出响应，又对呼气做出响应，并且在吸气末和呼气末均有持续性正低压防止气道塌陷，利于下一次呼吸时的肺扩张。家用无创呼吸机通常包括呼吸机主机、加温加湿器、呼吸机管路、呼吸机面罩、充电器、过滤棉等。

四　如何设置呼吸机的模式

无创呼吸机主要使用以下两种模式。

1. 持续气道正压通气模式（CPAP）　患者有较强的自主呼吸，呼吸机在吸气相和呼气相均提供持续性的正压，帮助患者打开气道，减少呼吸阻力。此模式主要用于阻塞性睡眠呼吸暂停综合征、自主呼吸较强、只需要呼吸机稍微辅助的患者。

2. 双向气道正压通气（BiPAP）　指给予两种不同水平的气道正压，高压时间、高压水平、低压水平均可调节，当从高压转换至低压时，可增加呼出气体量，有利于肺泡换气。该模式可与压力支持通气合用以减轻呼吸肌做功，适用于慢阻肺急性发作的患者。

五　如何选择合适的呼吸机面罩

呼吸机面罩主要分为鼻罩（图 13-1）和口鼻

罩两种（图 13-2）。鼻罩包绕整个鼻部，经鼻腔输送氧气，简单易用，耐受性好，但容易经口漏气。口鼻罩覆盖口、鼻，可经口和 / 或鼻送气，适合鼻腔阻塞或者习惯张口呼吸的患者。口鼻罩可避免经口漏气，但因与面部皮肤接触面积大，容易经面部漏气。此外，口鼻罩还会影响进食和说话，有幽闭恐惧症的患者不适合使用口鼻罩。

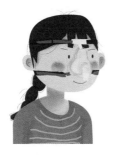 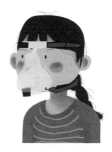

图 13-1　鼻罩　　　　图 13-2　口鼻罩

在选择面罩时，以漏气量小、舒适度好、安全性佳、使用方便为原则，慢阻肺患者可以根据面部情况及缺氧程度来选择呼吸机面罩。面罩佩戴的松紧程度以插入一根手指为宜，确保患者舒适，且漏气量处于可接受范围。

1. 口鼻周围皮肤完好，上、下牙齿完整者，鼻罩或口鼻罩均可佩戴。

2. 胡须浓密或有幽闭恐惧症的患者，建议选择鼻罩。

3. 严重鼻充血或张口呼吸、牙齿缺损者，可选择口鼻罩。

六 如何设置呼吸机参数

呼吸机参数需要在医师或呼吸机工程师的指导下进行设置与调整。慢阻肺患者在使用家庭无创呼吸机过程中，如感觉不舒适或者病情有进展时，应及时联系医师或呼吸机工程师进行参数调节，不可自行调节参数的大小。常用的呼吸机参数设置如下。

1. 吸气压（IPAP） 在吸气时，呼吸机以一定水平的压力持续送气。吸气压一般设置为满足平静呼吸所需气体量的最小压力，从 $0.6 \sim 0.8$ kPa 开始，逐渐增加，直至患者感到舒适，血氧饱和度恢复至 90% 以上；呼吸压最大一般不超过 2.5kPa，以免压力过大造成气道压力性损伤，或出现胃肠胀气。

2. 呼气压（EPAP） 呼气末正压的主要作用是防止气体陷闭，避免因胸腔内压上升致回心血量减少，心排出量下降。呼气压一般从 0.5kPa 开始设置，有上呼吸道开放不良或肥胖的患者可适当进行上调。通常设置一般不超过 1.5kPa。

3. 呼吸频率（Rate） 当设置控制模式或者辅助控制模式时，呼吸频率一般设置为 10～15 次/分。

4. 压力上升时间（Rise Time） 指在呼吸机开始工作后，吸气压达到预设的数值所需的时间，一般情况下，呼吸机压力上升时间设置为 50～100 毫秒，压力上升的时间越短，患者的舒适感相对越差。

5. 温湿度 目前市面上各种型号的无创呼吸机均配备自动加温、加湿器，可以自由调节温度、湿度的高低，但是要保证吸入气体温度能达到 30℃，相对湿度 100%。

七 使用中如何观察和监测呼吸机

1. 医师或呼吸机工程师根据患者的病情以及佩戴呼吸机的舒适感调整呼吸机参数，因此，患者需及时反馈呼吸机使用情况和佩戴感受，以达到最佳的治疗效果与体验。

2. 患者出现以下情况，说明呼吸机通气效果良好：呼吸频率和心率较疾病急性期减慢；血氧饱和度升至 90% 以上；动脉血二氧化碳分压降至 6.7kPa 以下；呼吸困难症状得到明显缓解。

3. 面罩漏气的监测。面罩漏气量太大，一方面可能会影响吸入氧浓度，另一方面漏出的气体吹到患者面部，会降低患者的舒适度；漏气量太小，往往意味着面罩佩戴过紧，此时，患者容易产生憋屈感，同时还可能造成面部皮肤损伤，影响患者坚持无创呼吸机治疗的依从性。一般认为，面罩漏气的范围：漏气量 0 ~ 6 升 / 分，意味着漏气量太小，应适当放松呼吸机面罩；7 ~ 25 升 / 分为最适宜的漏气量；26 ~ 60 升 / 分为可接受的漏气量，但最好进行相应的调节；漏气量大于 60 升 / 分则意味着漏气量太大，将对患者造成危险，需立即检查漏气原因。

4. 熟悉各项重要的报警设置，掌握基本的警报处理方法。

八 无创呼吸机使用有什么注意事项

1. 第一次使用呼吸机时，可能会出现憋气、胸口发胀、口部漏气等不适症状，这些均属正常现象，患者应根据医师和呼吸机工程师的指导，逐渐增减佩戴时间，逐步适应。

2. 睡觉时，将机器调节好后放置于床头，水平位置略低于平躺时的头部；坐位时，呼吸机放于平坦干燥的平台上，远离火源和热源。

3. 加湿器中需要湿化水来维持吸入气体的温度和湿度，湿化水最好选用无菌蒸馏水或灭菌注射用水，但考虑到便利性，也可选择纯净水或冷开水；加湿器内的水量不能超过最高容量线。

4. 当加湿器中有水时，不要移动呼吸机；若要移动，则先将加湿器和主机分离，防止湿化水进入机器。

5. 过滤棉可起到过滤空气中灰尘、细菌等作用，一般情况下，过滤棉需每 2 ~ 3 个月更换一次。

6. 管路清洁与处理：为防止细菌滋生引起感染，呼吸机管路、面罩、加湿器需每天用清水清洗一次，每 7 天用中性溶液清洗一次，并置于阴凉处待干，不建议用 84 消毒液、戊二醛或酒精清洗消毒，这些溶液会对管路造成一定程度的损坏，令其使用寿命缩短。

7. 当不使用呼吸机时，应及时切断电源。

九 使用呼吸机可能遇到哪些问题

1. 漏气 是使用呼吸机过程中最常见的问题，多由于管路接口连接不紧密或佩戴不合适的呼吸面罩、呼吸面罩佩戴过松引起。处理方法如下。

➤ 经常检查漏气量，使其控制在 7 ~ 25 升 / 分。

➤ 联系厂家更换合适的面罩，调整固定带位置，松紧度以头带能插进一指为宜。

➤ 牙齿缺失者尽量佩戴假牙。

➤ 佩戴面罩时，可在脸颊和面罩之间放置保护垫。

2. **皮肤的不适、压红和破损** 皮肤问题较为常见,可能由头带、侧带过紧或面罩大小不合适造成,也可能是由于患者对面罩材料过敏所致。处理方法如下。

➤ 松紧交替:观察皮肤受压情况,连续使用呼吸机时每 2 ~ 4 小时放松一次,每次放松 10 ~ 15 分钟。

➤ 使用皮肤保护垫。

➤ 联系厂家更换合适的呼吸面罩。

3. **胃胀** 胃胀的发生与呼吸机压力设置过高或患者习惯张口呼吸、大量气体进入胃内有关。处理方法如下。

➤ 请呼吸机工程师重新调整呼吸机参数,避免吸气压过高。

➤ 指导患者用鼻呼吸。

➤ 避免在通气时说话,在咳嗽咳痰、必须说话时摘下呼吸面罩。

➤ 检查呼吸机管路是否漏气,漏气严重时呼吸机的漏气补偿功能会延长送气时间。

➤ 多按摩腹部;采取半卧位,腹胀严重时可遵医嘱口服促进胃肠动力药，如多潘立酮片（吗丁啉）。

4. 口干、鼻干　主要由呼吸机压力设置过高或过低、鼻充血、习惯性张口呼吸导致的漏气以及气体湿化程度较低引起。处理方法如下。

➤ 请呼吸机工程师重新调整呼吸机压力。

➤ 指导患者用鼻吸气，吸气时闭紧双唇。

➤ 选择合适的连接器，以避免漏气。

➤ 适当调高湿化程度，严重时可使用加温湿化器。

➤ 多饮水，保证充足的液体供给。

5. 呼气费力　由于双水平正压呼吸机在呼气末同样设有呼气时正压，部分患者可能出现呼气费力、压力不耐受的表现，这与压力设置过高有关。处理方法如下。

➤ 设置延时升压，即延长呼气压上升的时间。

➤ 上身抬高 30° 以上，可将枕头垫于身后，或将呼吸机放在低于头部的水平面。

6. 噪音影响　呼吸机的运转会产生一定的噪音，目前市面上的无创呼吸机均有噪音监控功能，能把噪音控制在合理范围内。处理方法如下。

➤ 选择低噪音的无创呼吸机。

➤ 佩戴耳塞。

7. 持续报警　呼吸机在使用过程中，如果出现持续"滴滴滴"的声音时，提示呼吸机在报警，此时要及时查看呼吸机，显示屏上会提示目前可能存在的问题。表13-1是常见的呼吸机报警原因及处理方法。

如果出现涡轮故障、加湿器故障、流量传感器故障和压力传感器故障报警时，请停止使用呼吸机，立即与售后服务联系。

表 13-1　呼吸机报警原因及处理方法

问题	原因	处理
管道脱落	1)漏气量过大。 2)管路断开	1)检查管路是否连接完整，如连接完好，则检查是否破损，如有破损，及时更换。 2)面罩漏气严重时，可调整固定带的位置或更换合适的面罩
管道堵塞	1)管路折弯。 2)受压	检查管路是否折弯或受压，确保管路通畅

续表

问题	原因	处理
低分钟通气量报警	1）管路断开。 2）大量漏气。 3）报警界限设置过高	1）检查呼吸机管路和面罩的连接情况。 2）重新设置分钟通气量报警参数

第14章 健康饮食

慢阻肺患者受呼吸困难、胃肠功能紊乱、食欲不振等因素的影响，导致能量摄入不足，而其能量消耗是健康人群的 1.25～1.5 倍，因而易发生营养不良。营养不良是慢阻肺患者病情不易恢复和反复发作的危险因素，也是缩短患者寿命的危险因素。因此，合理的饮食调理对慢阻肺患者来说非常重要。

一 慢阻肺患者为什么容易出现营养问题

慢阻肺是一种消耗性疾病，对慢阻肺患者来说，营养不良比营养过剩更为常见，原因如下。

1. 机体能量消耗增加 慢阻肺患者由于气道阻力增加、胸肺顺应性下降、肺过度充气，使膈肌收缩效率降低等因素，导致每日用于呼吸的耗能大大增加。

2. 机体分解代谢增加 感染、缺氧等病理生理异常以及焦虑、恐惧等心理因素，使机体处于严重的应激和高分解状态。

3. 营养摄入与吸收不足　很多因素可以影响慢阻肺患者的营养摄入，如急性加重期患者严重的呼吸困难使饮食量减少；药物引起的胃肠功能紊乱；低氧血症影响患者肠道营养物质的吸收等（表 14-1）。

表 14-1　慢阻肺患者营养摄入与吸收不足的
可能原因及影响机制

原因	影响机制
胸闷、憋气,呼吸困难	胃部饱胀不适,抑制食欲
长期张口呼吸	口腔黏膜干燥影响味觉,食欲降低
痰液黏稠、恶臭	口腔细菌增多,味觉改变
药物	抗生素、茶碱类或者激素类药物可引起胃肠功能紊乱
口腔 / 牙龈溃疡	溃疡导致的疼痛影响进食
疲劳	进食无力或进食时间缩短
活动耐力下降	患者无法自行完成买菜、做饭的基本生活活动
焦虑 / 抑郁	自我照顾能力下降且食欲减弱
便秘、腹胀	影响食物的消化与吸收

二 如何判定营养状况

1. **体重**　是评价人体营养和健康状况最简单、最重要的指标。体重过低，身体会逐渐变得虚弱，难以进行日常的活动；同时身体抵抗力下降，增加了感染的风险。超重则会增加身体的负担，使呼吸困难症状加重；体重过高还会增加患者患高血压、糖尿病和高胆固醇血症的风险。

我国常用的计算标准体重的公式为：理想体重（kg）= 身高（cm）－ 105

（1）体质指数：除了体重之外，有一个更为科学的判定指标——体质指数（BMI），它对慢阻肺患者的营养判定同样有重要的指导意义。体质指数是用体重（kg）除以身高（m）的平方。体质指数是目前国际上最常用的衡量人体胖瘦程度以及是否健康的指标之一（表 14-2）。

体质指数用公式表示为：BMI= 体重（kg）/ [身高（m）]^2

表 14-2　BMI 分类

体重分类	体质指数
体重过低	BMI < 18.5
体重正常	18.5 ≤ BMI < 24.0
超重	24.0 ≤ BMI < 28.0
肥胖	BMI ≥ 28.0

慢阻肺患者可通过计算自己的体质指数来进行判断。体重过低通常表示目前摄入的热量低于机体的需要量，超重和肥胖则意味着摄入的热量高于机体需要量，即营养过剩。

（2）实验室检查指标

红细胞计数与血红蛋白测定：红细胞是血液中数量最多的一种细胞，血红蛋白又称血色素，是红细胞的主要组成部分，血红蛋白含量能很好地反映贫血程度（表 14-3）。

表 14-3　贫血的实验室诊断标准

性别	血红蛋白	红细胞计数
成年男性	< 120g/L	< 4.5×10^{12}/L
成年女性	< 110g/L	< 4.0×10^{12}/L

血浆蛋白：可以反映机体蛋白质营养状况，常用的指标包括白蛋白、前白蛋白、运铁蛋白和视黄醇结合蛋白，评价参考值见表 14-4。

表 14-4　血浆蛋白评价标准（单位：g/L）

血浆蛋白	正常	轻度缺乏	中度缺乏	重度缺乏
白蛋白	35 ≤ · ≤ 50	28 ≤ · ≤ 34	21 ≤ · ≤ 27	< 21
前白蛋白	0.20 ≤ · ≤ 0.40	0.16 ≤ · < 0.20	0.10 ≤ · ≤ 0.15	< 0.10
运铁蛋白	2.0 ≤ · ≤ 4.0	1.5 ≤ · < 2.0	1.0 ≤ · < 1.5	< 1.0
视黄醇结合蛋白	0.04 ≤ · ≤ 0.07	—	—	—

肌酐身高指数：肌酐是肌肉中磷酸肌酸经不可逆的非酶促反应，脱去磷酸转变而来的。肌酐在肌肉中形成后进入血循环，最终由尿液排出。因此，肌酐的排出水平与肌肉组织密切相关。在肾功能正常时，肌酐身高指数是测定肌蛋白消耗的指标，也是衡量机体蛋白质水平的一项灵敏的指标。

测定方法：准确收集患者 24 小时尿液，连续 3 天，取肌酐平均值，并与相同性别及身高的标准肌酐值比较，所得的百分比即为肌酐身高指数。

2. 肌肉量　是肌肉所占人体的比例，可反映身体蛋白质储备及全身营养状况。目前常使用生物电阻抗分析法，是通过体表电极获取人体各部位的电阻抗信号，来计算包括肌肉质量在内的一系列人体参数，是一种安全、无辐射、可重复的测量方法。临床中也使用上臂肌围来反映肌蛋白量的变化，间接反映体内蛋白质的储存情况。

上臂肌围（cm）＝上臂围（cm）－3.14× 三头肌皮褶厚度（cm）

正常值：我国男性上臂肌围平均为 25.3cm，女性平均为 23.2cm。

评价标准：测量值大于正常值 90%，为营养正常；测量值为正常值 80%～90%，为轻度营养不良；测量值为正常值 60%～80%，为中度营养不良；测量值小于正常值 60%，为重度营养不良。

三 营养失调对慢阻肺患者有何影响

1. 营养不良 对呼吸系统的主要影响如下。

➤ 呼吸肌结构改变，主要是膈肌重量减轻。

➤ 呼吸肌功能改变，机体缺乏能量，引起肌纤维结构改变，最终导致肌肉功能减弱，使呼吸困难症状加重。

➤ 免疫防御功能改变，营养不良使机体免疫功能下降，感染的发生率增高，同时也可导致慢阻肺急性发作次数增加。

➤ 慢阻肺预后变差，营养不良是慢阻肺病死率的预测因子之一。

营养不良除对呼吸系统有影响外，还可使慢阻肺患者更容易感到虚弱和疲倦，反过来又会影响其日常活动，如购物、做饭，甚至进食。

2. 营养过剩 使身体耗氧量增加，肺负担加重，呼吸困难加重，还有可能引起睡眠低通气征。

四 慢阻肺患者如何健康饮食

1. **慢阻肺患者的膳食原则** 大部分慢阻肺患者是老年人，可能伴有不同程度的消化器官生理功能减退，咀嚼功能和胃肠道蠕动减弱，因此，食物的选择也要适合老年人。此外，对于肺部疾病患者而言，可多进食一些补肺润肺、止咳化痰、清喉利咽的食物。因此，慢阻肺患者应遵循以下膳食原则。

食物易消化、少产气：由于消化功能和咀嚼能力的下降，老年人应食用松软易于消化的食物，在做饭时可将食物切碎煮烂，肉做成肉糜，蔬菜用嫩叶、嫩茎；烹调时掌握温度，避免食物过冷或过热；烹调方式以烧、炖、蒸、煮为主，避免油腻、腌渍、煎、炸。由于进食过饱会限制呼吸肌运动，引发呼吸困难，故慢阻肺患者不宜进食过饱，六七分饱即可。少食多餐指将一天所需的能量分五六次摄入，在正餐之间另外准备一些简便的点心，如低脂牛奶泡饼干、营养麦片、全麦面包等。

食用过多产气食物（如洋葱、韭菜、板栗）、可乐等碳酸饮料，容易引起腹胀，使呼吸肌扩张受限，呼吸困难加重，故慢阻肺患者应减少或避免此类食物的摄入。

相对充足的热量与营养：由于慢阻肺是一种消耗性疾病，因此患者的饮食必须保证每日的总能量供给充足。营养科医师会根据每位患者的身高、体重、年龄等为患者推荐每日需要的总能量，再确定能量供给的分配比例，一般碳水化合物（如米饭、面条、馒头等）占 55% ~ 65%，脂肪占 20% ~ 30%，蛋白质占 15% ~ 20%。由于中国人的饮食习惯多以碳水化合物作为主要供能物质，故慢阻肺患者应对饮食结构做相应的调整：①适当减少米面等食物的摄入，因为碳水化合物的分解较其他营养物质消耗更大量的氧气，并生成大量二氧化碳；②增加易吸收的优质蛋白质，如鱼虾水产类、奶蛋类及豆制品；③适当增加优质脂肪的摄入，但避免过多摄入高饱和脂肪酸的红肉（猪肉、牛肉等）；④处于急性加重期的慢阻肺患者，摄入蛋白质的能量供给比例需增加至 20% ~ 50%。

均衡膳食：食物是维生素和矿物质最好的来源，慢阻肺患者应均衡摄入新鲜的水果、蔬菜、鱼肉类、乳制品、豆制品、主食和油。同时，慢阻肺患者也应该有意识地选择一些粗粮，做到粗细搭配，营养均衡。此外，慢阻肺患者还可多进食清肺润肺、止咳化痰、清喉利咽的食物，如百合、莲子、雪梨、莲藕、银耳、山药、白萝卜、柚子等。

2. 推荐食谱　中国营养学会根据老年人的生理特点和营养需求，制作了老年人平衡膳食宝塔，列出了各类食物的日常推荐摄入量（表14-5），我们可以将其简单概括为"十个拳头原则"，即"肉∶粮∶奶和豆∶蔬果 =1∶2∶2∶5"（以重量比计）。建议老年人经常根据自己拳头的大小来粗略估计每天各类食物的进食量（指生食量）。①不超过：一个拳头大小的肉类（包括鱼、禽、蛋、肉）；②相当于：两个拳头大小的谷类（各种主食，包括粗粮、杂豆和薯类）；③要保证：两个拳头大小的奶制品、豆制品；④不少于：五个拳头大小的蔬菜、水果。

表 14-5　中国老年人平衡膳食日常推荐摄入量

膳食塔	食物类别	每日推荐摄入量
第一层	谷类、薯类及杂豆	200 ~ 350g
第二层	蔬菜类	400 ~ 500g
	水果类	200 ~ 400g
第三层	畜肉类	50g
	鱼虾、禽类	50 ~ 100g
	蛋类	25 ~ 50g
第四层	奶类及奶制品	300g
	大豆类及坚果	30 ~ 50g
第五层	油	20 ~ 25g
	盐	5g
	水	1200ml

五　如何应对与进食有关的问题

　　无进食障碍、食欲正常的慢阻肺患者，依据特定膳食原则调整饮食后可改善其营养状况，但仍有部分患者由于种种原因受进食减少、食欲不佳而导致的营养不良的困扰。表 14-6 列出了部分因素相应的解决措施，可供参考。

　　如果营养不良的患者在经过营养支持后，体

重仍然下降或者没有上升趋势，则建议到医院的营养科做进一步的咨询和检查。

表 14-6 影响慢阻肺患者进食的原因及对应措施

原因	措施
疲劳、憋气、呼吸困难	1)饭前充分休息或吸氧,必要时使用吸入性药物。 2)食软食,进食期间可吸氧,进食中可短暂休息。 3)进食期间细嚼慢咽。 4)少食多餐,保证总摄入量充足
上腹饱胀	1)避免食用产气的食物,如洋葱、韭菜等。 2)避免进餐时喝饮料,特别是可乐等碳酸饮料。 3)小口吃饭,细嚼慢咽,减少进入胃内的空气量。 4)进食温热食物,过热的食物易引起腹胀等不适
便秘	1)多食高纤维食物,如玉米、糙米、燕麦、苦瓜等。 2)足量饮水,适量运动,多参加社交活动

第15章 疲劳和节约体力

氧气是机体产能必不可少的"原材料",慢阻肺患者由于气流受限难以为身体提供充足的氧气,产能减少使得肌肉无力,患者易感到疲劳;疲劳使得患者减少活动,活动量减少则会诱发肌肉萎缩,而肌肉萎缩又进一步加重疲劳,陷入恶性循环。因此,一方面患者要保持一定的活动与运动,另一方面要注意节约体力,以减少疲劳和呼吸困难。

一 日常活动中,如何节约体力

1. 放慢节奏

➤ 注意休息,避免过度劳累,如将外出长时间散步改成分时间段多次散步。

➤ 活动时逐步增加活动量,如搬东西时先搬小件,再搬大件,并增加中途休息时间。

➤ 每天定时休息,学习缓解身体和精神压力的方法,如呼吸放松技术、肌肉放松技术以及想象放松技术(详细见第19章)。

➤ 养成规律的作息习惯，保证睡眠质量，夜间入睡困难者应避免睡前情绪波动、剧烈活动、饮浓茶等行为习惯。

2. 采取良好的姿势

➤ 进行上肢无支撑的活动时尽量保持坐位，如坐着洗头发、刮胡须等。

➤ 静坐时，将手撑在膝盖上，如果需要，在身前放一张桌子，直接趴在桌子上。

➤ 站立时，背靠墙，将手撑在大腿上，身体略向前倾，保持肩膀放松。

➤ 尽可能避免过度伸展、弯曲、推拉以及提举等耗能较多的活动。

➤ 搬运物品时，将物品紧贴身体，背部挺立，屈膝抱起。

3. 创造便利的生活条件

➤ 将常用的物品放在容易拿到的地方，即物品高度在腰和肩膀之间。

➤ 简化生活物品，如将鞋带类鞋子换为一脚蹬鞋或拉链款鞋，将纽扣型衣物换为拉链型。

4. 调节周围环境

➤ 当天气情况比较恶劣时（如雾霾、雨雪天气等），最好减少外出，留在室内。

➤ 湿热的房间会增加心脏和肺的负担，房间的温度最好控制在 18 ~ 22℃，湿度保持在 50% ~ 60%，房间的温湿度可使用空调和空气净化器进行调节。

• 洗浴时保持浴室温度适宜，水温适中。

• 勤通风，保持房间空气清新，避免吸入烟味或其他异味。

二　运动过程中，如何节约体力

运动是肺康复的核心，要想获得预期的健康效益，慢阻肺患者就要长期坚持运动。对于一些体质较弱的慢阻肺患者来说，疲劳常常贯穿于运动的整个过程，因此，掌握一些运动技巧有利于在运动中达到事半功倍的效果。

1. 运动前

➤ 正确评估自身情况，避免在疲劳、不舒服的情况下运动。

➤ 做好运动前准备：如运动前使用长效吸入性药物、随身携带短效急救药物（沙丁胺醇气雾剂）、携带氧气瓶或氧气袋等。

➤ 做热身运动，充分舒展身体。

2. 运动中

➤ 从低强度运动开始，循序渐进，缓慢增加运动量。

➤ 运动中可保持低流量氧气吸入（2～3升/分）。

➤ 将一天的运动量分少量多次完成，增加休息次数。

➤ 可借助一些器械进行运动，如使用有滑轮的步行辅助器支撑身体。

➤ 疲劳较为严重时，立即停止运动，吸入短效应急药物，如沙丁胺醇气雾剂。

3. 运动后

➤ 做放松运动，包括呼吸放松和肌肉放松。

➤ 至少休息 30 分钟再做其他事情。

➤ 严密监测血氧、脉搏和呼吸，若运动后出现持续不缓解的心慌气短、头晕头痛、恶心乏力、呼吸困难等不适，及时就医。

三 外出旅行时，如何节约体力

1. 慢阻肺患者的旅行计划　细致的旅行计划是所有旅行者必不可少的。慢阻肺患者应在旅行前（至少4周）就出行计划咨询呼吸科医师，并同时围绕以下问题对自己的身体状况进行预评估，综合判断目前的身体状况是否适合出行。

➤ 此次出行前3个月是否住院？现在的病情是否稳定？

➤ 是否达到此次出行的体力需求？短途还是长途旅行？

➤ 本次旅途中是否可能有诱发疾病急性加重的因素（如二手烟、雾霾等）？

➤ 旅行的必备品（如药物和急救设备）是否准备妥当？

通过以上问题初步判断自己的出行条件后，患者应与医师就旅行相关的意外问题进行进一步探讨，例如，旅游目的地、旅游方式以及旅行中的医疗保障等。慢阻肺患者在旅行前最好列一张旅行清单（表15-1）。

表 15-1　旅行清单

旅行清单核查表
1. 医疗病历本
2. 充足的药物(慢阻肺和其他疾病的药物)和提醒吃药的记录本
3. 冬季出行,提前接种流感和肺炎疫苗
4. 了解旅行过程中沿途的医院,记录几个离目的地最近的医院电话
5. 记录家庭医师或者主治医师的联系电话
6. 出国旅行者,提前购买医疗保险

2. 慢阻肺患者的航空旅行

机舱内环境对慢阻肺患者的影响

➤ 机舱的压力波动加上吸入的氧气不足可引起慢阻肺患者氧饱和度下降。

➤ 机舱内相对湿度较低,容易造成机体脱水,使咳嗽、咳痰加重。

➤ 经济舱位置窄小,长时间飞行易出现下肢静脉淤血和下肢水肿,进而诱发直立性低血压、晕厥和深静脉血栓。

安全飞行计划:虽然航空旅行具有一定的风险性,但提前做好航空旅行计划和准备,仍然可以保证享受安全舒适的飞行。

➤ 选择气温适宜时出行，尽量选择直达航班，减少转机。

➤ 旅行前咨询医师，检查在飞行中是否需要氧气。如需要在飞机上吸氧，在预订航班之前需与航空公司联系，尽量选择允许携带吸氧设施的航空公司。通常便携式制氧机是大部分航空公司允许携带的吸氧设备。

➤ 根据预计的飞行时间，出行前保证所携带的设备电池电量充足或准备备用电池，总电量应维持整个飞行期间，转机时需增加 3 小时的使用时间。

➤ 如航空公司允许携带氧气，应按照航空公司要求，在飞机起飞前 48 小时，通过售票处或售票代理人处提出氧气携带申请。申请时需要提供医师开具的医疗诊断书，说明乘客在旅程中是否必须全程或部分行程使用氧气、吸氧流量、自备电池以及电池的预计使用时间。

➤ 除氧气外，患者需确保携带足够的日常用药。建议将药物分装在不同的行李中，以防行李延误、丢失或被盗；短效急救药物（如沙丁胺醇气雾剂）则需要随身携带。

➤ 在飞机飞行的过程中，需要经常活动和伸展下肢，从座位上站起时警惕发生直立性低血压。

第16章 慢阻肺和吞咽

咽是进食和呼吸的共同通道：吸入的空气通过咽、喉进入气管，食物也经过咽进入食管。正常吞咽时，气管关闭以防止食物吸入；一旦呼吸和吞咽协调不畅就会发生吞咽障碍，轻者发生进食呛咳，重者则会导致误吸甚至死亡。慢阻肺患者在进食期间容易出现呼吸困难，发生呼吸和吞咽不协调的风险较正常人高，发生吞咽障碍的可能性也更大，因而慢阻肺患者的吞咽与呼吸情况需要引起重视。

一　吞咽和呼吸有何关系

吞咽是一个非常复杂的过程，涉及超过26块肌肉和6条神经的协调。为了使这个过程顺利进行，身体必须协调吞咽过程中的呼吸循环。在吞咽过程中，呼吸中断，气道关闭，以防止食物误吸入气道。正常的吞咽 - 呼吸循环（图16-1）只需要几秒即可完成。

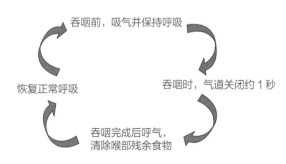

图 16-1　吞咽和呼吸的关系

二　慢阻肺如何影响吞咽

吞咽和呼吸密切相关。正常人在进餐时，可能会使用吞咽 - 呼吸循环超过 100 次，而慢阻肺患者在进食期间由于氧气摄入减少，导致呼吸代偿性加快，呼吸越快，气道关闭时间越短，越容易发生吞咽障碍。

三　吞咽障碍有何后果

1. 误吸和呛咳　吞咽和呼吸不能很好地配合则会导致气道不完全闭合，这种情况下，吞咽过程中食物就可能被吸入肺部，这就是误吸。通常情况下，当食物被吸入气道时，气道会将其自动咳出，但由于慢阻肺患者摄入氧气减少，呼吸频率代偿性增快，呼吸肌易疲劳，呛咳反射随之减弱，常常无法清除误入气道的食物。严重的误吸会导致肺部感染，引发肺炎，甚至直接导致窒息，危及生命。调查显示，有高达 20% ~ 40% 的慢阻肺患者曾经历过误吸事件。

2. 营养不良　吞咽障碍的患者所需进食时间延长，同时易对进食产生恐惧心理，食欲下降，因此，有些患者选择减少进食，久而久之则导致其体重下降，营养不良。

四　如何判断是否存在吞咽障碍

以下两个问卷列出了吞咽障碍的常见征兆，患者可根据自身情况判断。

1. 问卷一

➤ 吞咽食物或饮料后有咳嗽或窒息的感觉。

➤ 在进食中，呼吸变得短促。

➤ 吞咽后身体发出"咕噜咕噜"的声音。

➤ 感觉有食物被卡在喉咙里。

➤ 咀嚼食物困难。

➤ 较其他人需要更长的时间才能完成吞咽。

2. 问卷二

➤ 食物或饮料呛入鼻中。

➤ 吞咽完成后口中仍然残留有食物或饮料。

➤ 已经咽下的食物反流回口腔。

➤ 较其他人需要更多的时间才能完成进食。

➤ 在进食之后容易变得疲劳。

➤ 原因不明的体重下降。

➤ 原因不明的体温升高或痰液颜色改变。

在以上的问卷中，每个问卷如果有 2 ~ 3 项符合（特别是问卷 1 中的项目）或患者尤其担心吞咽问题，请咨询呼吸科医师。

五 如何应对和预防吞咽障碍

1. **吞咽障碍的应对**　如果有吞咽障碍，应尽快到医院就诊，医师可提供专业的帮助。

➤ 评估当前的吞咽功能，并初步确定导致吞咽障碍的原因。

➤ 推荐适当的食物和液体以及提供保障吞咽

安全的策略。

➤ 如果有必要，住院进行吞咽治疗。

➤ 根据前期治疗结果，确定是否需要进一步调查吞咽障碍原因。

➤ 必要时请求多学科会诊。

即使没有吞咽障碍，也应该了解一些预防和应对吞咽障碍的方法。

2. 吞咽障碍的预防措施

➤ 不要在感到呼吸困难的时候进食。

➤ 用餐时尽量选择有靠背的椅子，保持上半身直立。

➤ 选择柔软易咀嚼的食物，可在食物中加入酱汁或汤汁使其变软。

➤ 小口进食，细嚼慢咽，尝试每口饭菜吞咽两次。

➤ 条件允许时可以在用餐期间吸氧。

➤ 如果呼吸急促，可少食多餐，切勿匆匆进食。

➤ 吞咽后立即进行呼气动作，以清除喉咙内残留的食物或液体。

➤ 液体和固体食物交替食用。

➤ 尽量减少用餐时的谈话。

➤ 用餐后保持直立的姿势 30 分钟。

➤ 如果有胃食管反流或胃灼热发生，请立即咨询医师。

3. 海姆利克急救法 是由一位美国医师亨利·海姆利克所发明的，用于紧急救助哽噎者。海姆利克急救法的原理是借助胃内及肺内残留气体被挤出时产生的推力和患者上半躯体前倾时产生的对异物的重力，将气管内或卡在会厌部位的异物推出，从而挽救患者的生命。

当呛咳发生现场还有其他人员时，可使用双人操作法（图 16-2）：当患者突然发生呼吸道异物导致窒息时，立即使其弯腰前倾，救助者立于患者背后，两手环绕患者腰腹部，其中一手握拳，拳心向内按压于患者上腹部，另一手成掌搉按在拳头之上，双手急速冲击性地向内上方压迫其腹部，反复有节奏、有力地进行该动作，以形成气流把异物

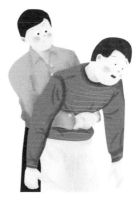

图 16-2 双人操作法

冲出；同时患者应配合，头部略低，嘴巴张开，以便异物排出。

当现场只有患者一人时，需采用单人操作法：一手握拳，另一手成掌捂按在拳头之上，双手急速冲击性地、向内上方压迫自己的腹部，反复有节奏、有力地进行；或稍稍弯下腰去，靠在一固定物体上（如桌子边缘、椅背、扶手栏杆等），以物体边缘压迫上腹部，快速向上冲击；重复动作，直至异物排出（图16-3）。

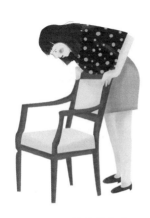

图 16-3　单人操作法

4. 如何应对口干　慢阻肺患者经常感到口干。口干可能与家庭氧疗、无创呼吸机的使用、经口呼吸或吸入制剂的使用有关。口干会增加患者患口腔疾病的风险，并可能引起吞咽障碍。减轻口干的方法包括以下几种。

（1）应对由家庭氧疗或无创呼吸机造成的口干

➤ 请呼吸机工程师重新调整呼吸机压力。

➤ 指导患者用鼻吸气，吸气时闭紧双唇。

➤ 检查面罩是否漏气。

➤ 适当调高湿化程度，呼吸机湿化器可定时加湿，温度维持在 34 ~ 37℃。

（2）应对由吸入性药物造成的口干

➤ 使用吸入性药物之后，一定要深喉漱口。

➤ 按时刷牙（包括清洁假牙），以减少细菌在口腔的积聚。

➤ 定期进行牙科检查。

➤ 在医师指导下用药。

（3）其他措施

➤ 每天少量多次饮水，保证充足的液体供给。

➤ 避免使用含药的喉糖或含酒精的漱口水。

➤ 戒烟，减少咖啡、酒精和辛辣食物的摄入。

➤ 清淡饮食，多食用富含维生素的水果、蔬菜。

➤ 在药师的推荐下使用人造唾液产品或其他口服口腔润滑剂，必要时通过鼻部滴生理盐水可预防口腔、鼻腔干燥。

第17章

慢阻肺和其他相关性疾病

慢阻肺患者常合并有其他疾病，称共患疾病。共患疾病影响慢阻肺患者的治疗和预后。慢阻肺患者的肺康复方案要充分考虑共患疾病。

一 慢阻肺和尿失禁

尿失禁是慢阻肺和其他肺部疾病患者常见的烦恼之一，尿失禁的出现与盆底肌功能减退有关。

◇ 什么是骨盆底

骨盆底由多层肌肉和筋膜组成，封闭骨盆出口，但有尿道、阴道及直肠穿过。其主要作用是支持盆腔脏器，包括膀胱、大肠、小肠、女性的子宫和男性的前列腺等，并使之维持正常的位置。

骨盆底有助于控制膀胱和肠道功能，这主要得益于盆底肌的收缩。盆底肌的收缩能力对于控制尿意、预防尿失禁、便秘和粪便泄漏非常重要，咳嗽和打喷嚏会增加盆底肌的压力，使尿失禁、粪便泄漏的发生率增高。此外，盆底肌在维持身体良好的姿势方面也起到一定作用。盆底肌功能减退的原因有以下几种。

> ➤ 慢性咳嗽。

> ➤ 怀孕和分娩。

> ➤ 长期腹泻或便秘。

> ➤ 提重物。

> ➤ 年龄增长。

> ➤ 体重超重。

> ➤ 身体状况变差。

> ➤ 更年期激素水平的变化。

◇ **如何判断盆底肌功能减退**

如果您面临着以下任何一种烦恼，都预示着盆底肌功能减退。

> ➤ 如厕紧急，突然而又急切地需要上厕所，无法"坚持"。

> ➤ 如厕频繁，需要经常上厕所。

> ➤ 失禁，尿液或粪便从膀胱或肠道漏出。

> ➤ 压力性尿失禁，当咳嗽、大笑、打喷嚏、抬举重物、跳跃、跑步时，盆底肌受到压力，尿液从膀胱内漏出。

> ➤ 便秘，需费很大的力气才能排出大便。

➤ 其他症状，如阴道松弛等。

◇ **如何增强盆底肌功能**

盆底肌衰弱就无法维持其正常功能。研究表明，盆底肌锻炼有助于维持和促进其功能的恢复，且锻炼开始越早，效果越好。例如，对压力性尿失禁患者而言，在任何会增加盆底肌压力的活动（如咳嗽、打喷嚏、跳跃等）前收缩盆底肌，都有助于防止漏尿。尿失禁的患者应规律地做这种收缩盆底肌的锻炼，使之成为一个终身的习惯。

增强盆底肌功能的方法如下。

1. 保持良好的排便习惯

➤ 除非合并心血管、肾脏疾病等，每天至少饮水 2000ml。

➤ 限制酒、咖啡、可乐、茶等利尿型液体的摄入。

➤ 在感到膀胱已充满需要排尿时再去上厕所；为保证睡眠质量，睡前可排空膀胱。

➤ 小便时，尽量让膀胱完全排空。

➤ 养成定时排大便的习惯，防止发生便秘。

➤ 排便时保持放松。

2. 盆底肌锻炼

➤ 坐位或平躺时，保持大腿、臀部和腹部肌肉放松。

➤ 收紧肛门周围的肌肉保持 5 秒，就如同控制腹泻一样，然后放松肌肉，休息 10 秒，将此动作重复 10 次。

➤ 做收缩练习时不要屏住呼吸，不要用手帮助按压或挤压，不要收紧臀部和大腿的肌肉。

➤ 排尿时，可以尝试着在中途控制膀胱，使尿液中断然后重新开始，但这个动作只能偶尔进行，因为这会干扰膀胱的正常排空。

3. 盆底肌锻炼的注意事项　盆底肌功能的加强是一个循序渐进的过程，如果最初盆底肌非常脆弱，则锻炼时容易感到疲劳，但只要坚持、规律地完成这些练习，盆底肌功能将明显改善。

➤ 将盆底肌锻炼融入日常生活中，如上厕所或躺在床上均可进行练习。

➤ 将盆底肌锻炼与其他日常治疗相结合，例如，经常使用气道清除技术的患者，可以将气道清除技术和盆底肌锻炼结合起来：坐位时，双脚平放于地面，臀部保持 90°，腰椎保持中立且笔直，确保在呼吸和咳嗽之前收缩盆底肌肉。

如果通过盆底肌锻炼还不能缓解或控制尿失禁，应该联系医师或物理治疗师寻求进一步的治疗。

二　慢阻肺和阻塞性睡眠呼吸暂停

充足的睡眠是维持健康的重要条件，睡眠质量差对人体的身心健康会产生较大的影响。合并阻塞性睡眠呼吸暂停是影响慢阻肺患者睡眠质量的重要原因之一。

◇ 什么是阻塞性睡眠呼吸暂停

阻塞性睡眠呼吸暂停是指在睡眠期间反复发作的口、鼻气流停止流通达 10 秒或更长时间，并伴有血氧饱和度下降的现象，阻塞性睡眠呼吸暂停的典型特征包括以下几方面。

➤ 夜间症状：睡觉打鼾、张嘴呼吸、反复憋醒、夜尿等。

➤ 白天症状：嗜睡、晨起头痛、记忆力减退、困倦疲乏等。

大多数患者不知道自己夜间会打鼾或者呼吸

暂停，只会在醒来时感到疲倦头痛，并需要更多的睡眠。

◇ 哪些原因可导致阻塞性睡眠呼吸暂停

阻塞性睡眠呼吸暂停的根本原因在于上呼吸道的狭窄和堵塞，引起狭窄和堵塞的原因有以下几方面。

➤ 鼻息肉。

➤ 扁桃体肥大、增生。

➤ 舌体肥大、巨舌症。

➤ 肥胖、上呼吸道水肿等。

对怀疑有阻塞性睡眠呼吸暂停的患者，医师会询问一些有关睡眠习惯的问题，有些问题，患者自己不一定能察觉，但患者的伴侣或者其他家庭成员可能会发现，比如夜间呼吸暂停或呼吸弱而不规则、睡眠不安、夜间呛咳、夜尿增多等。阻塞性睡眠呼吸暂停最终需要通过多导睡眠图监测仪进行确诊，并评估其严重程度。

◇ 如何治疗阻塞性睡眠呼吸暂停

➤ 对于超重的患者来说，减肥是治疗阻塞性睡眠呼吸暂停的重要组成部分。即使体重减少一小部分，也会有助于睡眠呼吸暂停症状的改善。

➤ 入睡前 2 小时避免饮酒，不要使用任何助眠药。

➤ 鼻塞者通过戒烟和使用某些鼻喷剂可减轻鼻塞症状。

➤ 部分患者睡眠时采用仰卧位会使症状加重，这时可使用特殊的工具（如枕头、橡胶楔子等）改变体位，但这种方法对非常严重的阻塞性睡眠呼吸暂停患者效果有限。

➤ 通过无创呼吸机给予持续气道正压是治疗重症阻塞性睡眠呼吸暂停最常用的方法。

➤ 利用某些口腔器具可帮助患者缓解打鼾或呼吸暂停，如舌头固定器可能对那些舌后坠导致的睡眠呼吸暂停者有用。

➤ 上气道的手术对因气道结构改变导致的阻塞有效，包括去除扁桃体和腺样体手术、改善鼻腔气流的鼻腔手术等。

三 慢阻肺和骨质疏松症

骨质疏松症是由多种原因导致的骨密度和骨质量下降，骨微结构破坏，骨脆性增加，易发生骨折的全身性骨病。骨质疏松症的主要症状包括：①骨骼疼痛，常见部位有腰背、肩部、膝部等；②驼背、身高变矮；③骨折。骨质疏松症的症状往往不明显，很多患者经常在骨折后才发现患有此病，这也是骨质疏松症被称为"沉默的疾病"的原因。骨折的常见部位是脊柱、髋部、腕部和肋骨，其中髋部骨折在 75 岁以上的高龄老年人中非常常见。

◇ **骨质疏松症有哪些危险因素**

慢阻肺患者有许多导致骨质疏松的危险因素。这些因素包括以下几方面。

➤ 吸烟。

➤ 维生素 D 缺乏。

➤ 体重过低。

➤ 绝经或性腺功能减退。

➤ 呼吸困难导致活动减少。

➤ 家族史。

➤ 身材瘦小、高龄。

➤ 使用激素类药物。

◇ **如何诊断骨质疏松症**

骨密度测试是诊断骨质疏松症、测量骨质疏

松程度、评估治疗效果、预测骨折危险性的重要测试。骨密度检测扫描的常见部位是腰椎、髋部和前臂。此外，X 线、血液和尿液检测也可反映骨骼健康状况。

◇ 如何治疗骨质疏松症

药物是治疗骨质疏松症的重要手段，常用的药物有钙剂、维生素 D 及其活性物、降钙素等，这些药物可以维持或改善骨密度和骨强度，降低骨折的风险，但需要在医师的指导下使用。此外，改变生活方式也是必要的。

➤ 多吃含钙食物，如瘦肉、牛奶、鸡蛋。

➤ 多外出晒太阳，促进钙的吸收。

➤ 做负重训练，增强骨骼韧性，如举哑铃、沙袋等。

➤ 戒烟限酒。

总的来说，患者应意识到自己所面临的危险因素：年龄在 50 岁以上的慢阻肺患者，尤其是长期使用激素类药物的患者，应定期到医院进行骨密度测试，以判断是否合并骨质疏松症。如果有，应在医师的指导下接受治疗，并积极改变生活方式。

第18章

慢阻肺急性加重的应对

咳、痰、喘的明显加重意味着慢阻肺的急性加重。慢阻肺的急性加重应及时处理，以免对患者造成更大的影响。

一 慢阻肺急性加重有什么症状

慢阻肺急性加重是指慢阻肺的症状（咳、痰、喘）发生急性恶化，需要额外的治疗。根据急性加重程度的不同，可将其分为三个等级。

1. 轻度加重　单独使用短效支气管扩张剂可缓解症状。

2. 中度加重　需同时使用短效支气管扩张剂和抗生素，可能还要加用口服糖皮质激素。

3. 重度加重　需要住院或者急诊治疗，可能并发呼吸衰竭。

二 引起慢阻肺急性加重的因素

慢阻肺患者在日常生活中会受到环境的影响，如果在身体抵抗力下降时，受到环境中致病因素的侵袭，则会导致病情加重。这些因素包括以下几方面。

1. 呼吸道感染　包括病毒和细菌感染，通常由普通感冒或者流感引起。

2. 主动或被动吸烟　直接吸烟或吸入二手烟，也是导致急性加重的常见原因。

3. 环境污染　如常见的室内油烟污染、室外空气污染和粉尘污染等。

4. 过度疲劳、精神紧张　导致人体免疫功能降低，抵抗力下降。

5. 寒冷和气候变化　慢阻肺患者在寒冷的冬季最容易出现急性加重，原因在于寒冷对气管和肺造成了刺激。

6. 合并有其他疾病　如合并糖尿病、冠心病等，导致患者的身体抵抗力较弱，更易诱发疾病急性加重。

三　如何避免慢阻肺急性加重

慢阻肺急性加重不是一个突然发作的过程，而是在经历一些诱因刺激后，症状逐渐加重的过程。因此，患者需要避免接触刺激因素，同时早期识别急性加重的迹象和症状，尽早治疗。

1. 避免刺激因素

➤ 在寒冷或炎热的气候里尽量减少外出活动。

➤ 戒烟，避免二手烟雾和其他的粉尘烟雾。

➤ 避开环境污染源：空气污染时减少外出，避开烹饪油烟、车辆尾气等。

➤ 每年接种流感疫苗，每 4 年接种一次肺炎疫苗。

➤ 避免冬季到人多的场所，避免与感冒 / 流感患者接触。

➤ 按照医嘱长期规律服用长效吸入药物。

➤ 讲卫生：勤刷牙，保持口腔卫生；勤洗手，保持手卫生。

➤ 积极运动锻炼、保持良好的睡眠和饮食习惯，提高机体免疫功能。

➤ 记录每日症状和经历的主要事件，当感觉不舒适时，可以很快识别原因。

2. 识别急性加重征兆和症状

➤ 喘息、胸闷和憋气感比平时更加严重。

➤ 咳嗽、咳痰比平时更频繁。

➤ 注意观察痰液颜色、性状、量的变化，如从白痰转变为黄痰或者脓痰。

➤ 食欲不振或睡眠不足。

➤ 日常活动水平急剧下降，完成同一活动较往常耗费更多能量，且中途需要休息更久。

➤ 需要更多的药物才能控制气喘、气促。

3. 疫苗接种

流感疫苗：即用来预防流行性感冒的疫苗，适用于免疫力较低、易感染流感病毒的人群，每年在流感季节前接种一次。冬、春季是流感肆虐的季节，因此，9 至 10 月份是流感疫苗的最佳接种时间，疫苗注射后一般需要半个月才能达到预防的目的。需要注意的是流感疫苗的作用是预防流行性感冒，它不能阻止普通感冒的发生，也不能治疗已经发生的感冒，但可以一定程度上缓解普通感冒的症状、缩短感冒周期。

肺炎疫苗：主要作用是预防肺炎球菌引起的肺炎，它可以在全年任何时间接种，也可以与流感疫苗同时接种，一般每 4 年接种一次。

以上两种疫苗都可以到当地的疾病预防控制中心、社区卫生服务中心、医院等地进行接种。

四 如何应对慢阻肺急性加重

慢阻肺急性加重发作时，应立即采取应对措施，应对越快，可能产生的后果就越小。急性加重的程度不同，应对方法也不同。

1. 轻度急性加重应对

➤ 使用短效急救药物，包括沙丁胺醇和异丙托溴铵等。

➤ 减少加重期的活动，以休息为主。

➤ 低流量吸氧（1~2 升 / 分），缓解胸闷、气促症状。

➤ 采取主动呼吸循环技术和有效咳嗽，帮助清除痰液。

➤ 使用呼吸控制和放松技巧，缓解紧张的情绪。

➤ 多喝水；补充丰富的维生素，多食水果、蔬菜等。

➤ 使用一些非处方药物，如止咳化痰药等。

➤ 如果以上措施不能控制症状，及时到医院就诊。

2. 中、重度急性加重应对

➤ 及时到医院门、急诊进一步观察。

➤ 出现以下情况需要住院：胸闷憋气加重、咳嗽咳痰加重、呼吸加快、意识模糊或嗜睡、指甲和/或嘴唇发紫、小腿水肿等。

➤ 低流量吸氧或使用呼吸机。

➤ 遵医嘱增加药物剂量或加/改用药。

➤ 遵医嘱根据痰培养结果、药敏试验使用抗生素。

➤ 极重度的急性加重会出现呼吸衰竭、心力衰竭等并发症，需要进入重症监护室进行观察与治疗。

3. 慢阻肺症状日记　慢阻肺患者可坚持撰写症状日记：记录慢阻肺的症状、发生的频率以及是否好转等情况。

慢阻肺症状日记可帮患者识别病情的变化，当患者病情加重到医院就诊时，患者可将症状日记交给医师，为医师制定治疗方案提供依据。慢阻肺症状日记可参照表 18-1 的格式。

表 18-1　慢阻肺症状日记

日期	症状	频率（次 / 天）	病情发展	发生时间	备注

第19章 慢阻肺患者负性情绪的管理

慢阻肺给患者带来很大的心理困扰，40% ~ 60% 的患者有焦虑、抑郁等情绪问题。情绪是可以进行管理的。

一 慢阻肺对患者的生活和心理有何影响

1. 生活影响

生活方式改变：随着年龄增长与疾病的进展，身体功能逐渐减退，生活方式也随之发生改变。例如，爱好爬山的人，因为在爬山过程中有严重的气短和疲劳，不得不放弃这项运动；患病前独立性强、生活完全自理的人，因为严重呼吸困难不得不卧床，接受他人的照顾。

疾病负担加重：慢阻肺患者的疾病负担非常重。尤其是反复加重和住院的医疗花费非常大，给患者和家庭造成一定的经济压力。

社会交往减退：人是社会性的动物，社交是维持个体身心健康不可或缺的因素。慢阻肺患者因为害怕疾病发作，减少或停止参加团体活动；受疾病限制，难以外出旅游、娱乐等。这些因素都会使患者的社会交流逐渐退化。

2. 心理影响

失去控制感：呼吸困难的突然发作，会使许多患者束手无策，感到自己失去对自身、对生活的控制。

自我形象改变：患者稍运动后感到气喘吁吁，这些改变都会破坏人的自尊与自我形象。

自信心降低：自信是一种积极的心态，自信心可以帮助人们面对困难、克服困难。慢阻肺频繁急性加重的患者自信心下降，认为自己没有用，无法控制疾病。

二　慢阻肺患者有哪些常见心理问题

1. 焦虑　是慢阻肺患者常见的一种心理问题，几乎每个患者都存在一定的焦虑情绪。焦虑有多种表现形式，包括一些夸张的身体动作、说话语速加快、心悸、呼吸困难、易出汗等生理改变，也有注意力不集中、精神紧绷等神经性症状。呼吸困难是引发慢阻肺患者焦虑的一个重要因素，而焦虑反过来又使呼吸困难加重。严重焦虑的患者后期可能发展为焦虑症。焦虑症不同于焦虑情绪，是一种精神性疾病，需要到心理科或精神科接受正规的治疗。

2. 抑郁　也是慢阻肺患者较常见的症状，常表现为悲伤、消沉和过度的担忧、无精打采、嗜睡 / 失眠或表现出对任何事没有兴趣的态度。慢阻肺患者的抑郁状态很容易被误认为只是情绪的低落，因而错失及时的疏导，最终发展为抑郁症。因此，医护人员和家属都应该密切关注慢阻肺患者的心理状态，及时发现抑郁征兆，并给予相应的干预。

除了以上两种最常见的心理问题，慢阻肺患者还可能脾气暴躁、敏感。由于慢阻肺病程长、病情重，患者情绪容易激动，有时会莫名地发脾气；疾病后期，患者自理能力越来越差，对他人的依赖性也逐渐增强，因而产生自卑、自责心理，固执地认为自己是家人及社会的负担，对疾病丧失信心，甚至拒绝用药、吸氧等，陷入"悲观 - 依从性差 - 疾病加重 - 悲观"的恶性循环。

三　如何管理负性心理情绪

1. 做日常生活规划　规律的计划有助于保持日常生活的平衡，增加对生活的控制感和自信心。

2. 均衡饮食，充足饮水　俗话说"健康的饮食是健康身心的第一步"，在病情允许的条件下，保持饮食的多样性和营养性，一定的饮水量有利于身心的放松。

3. 规律运动　运动有利于压力的缓解与释放，患者可制定适合自己的运动计划，并按照运动计划经常锻炼。运动计划的制定见第 5 章。

4. 充足的睡眠　固定上床睡觉时间，睡前泡热水澡、淋热水浴或喝热牛奶，均可改善睡眠质量。如果在上床 20 分钟后还不能入睡，可以尝试读书、看报等安静的活动，帮助睡眠。

5. 限制饮酒和其他药物　不要使用药物或酒精来帮助缓解压力，这些物质会对身体产生有害的影响，并可能导致物质依赖。

6. 维持正常的社交 不要因为疾病切断与外界的接触,这会造成与社会、他人的脱节,更不利于病情的稳定;走出家门,多与朋友交流,对保持愉悦的心情很有帮助。

7. 保持兴趣和爱好 尽可能地保持原有的兴趣和爱好,丰富日常生活,提高生活、活动能力。

8. 时间管理 有效的时间管理可以让自己得到充分的休息,同时依然能够完成计划的事情,例如,如果无法像以前那样一气呵成地完成某件事,可以把时间分成几部分来完成这件事。

9. 有效沟通 感到有压力的时候,可以和家人、朋友多进行沟通,表达自己的情绪,获得他人的理解与支持。

10. 练习放松技术 放松技术有很多种,利用放松技术可以缓解紧张、抑郁、焦虑等不良情绪。放松技术的关键是掌握要领,勤加练习。

四　如何进行放松训练

放松训练是指按一定的练习程序,有意识地

控制或调节自身的心理、生理状态，以达到身心放松的目的。慢阻肺患者每天或者每周进行放松训练，有助于舒缓紧张、焦虑和抑郁等不良情绪。此外，放松训练还可使患者的新陈代谢减慢、心跳和呼吸减慢、肌肉放松、血压降低。

本节介绍三个主要的放松技术：呼吸放松技术、肌肉放松技术、想象放松技术。慢阻肺患者可以选择一种自己喜欢并适合的类型，多加练习。

1. 呼吸放松技术　呼吸控制是最适合慢阻肺患者的呼吸放松技术。

➤ 衣着宽松，选择舒适的坐位或卧位，保持肩颈部放松。

➤ 双手自然地放于身体两侧或上腹部。

➤ 用鼻子慢慢吸气，想象空气经鼻缓慢地吸入肺，吸气末稍微屏气。

➤ 经嘴巴慢慢呼气，呼气时间长于吸气时间。

➤ 保持缓慢有节律的呼吸。

➤ 呼气时闭上眼睛想象身体各个部位不断放松，并变得轻松、温暖。

➤ 每次呼吸放松的时间为 5 ~ 10 分钟，患者也可根据自身情况延长练习时间。

2. 肌肉放松技术　通过规律的渐进式肌肉放松练习，熟悉身体不同部位紧张及放松的感觉。培养这种意识可帮助患者早期发觉和控制因压力造成的肌肉紧张。

➤ 衣着宽松，舒适地平躺或端坐，可配合轻松愉悦的音乐。

➤ 花几分钟时间放松，可结合呼吸放松技术。

➤ 闭上眼睛，先放松脚部的肌肉，把注意力移到左脚，专注它的感觉。

➤ 慢慢收紧左脚的肌肉，像用脚掌紧抓地面一样，维持 10 秒左右后放松，专注肌肉放松的感觉。

➤ 继续保持呼吸放松，不要在肌肉收缩时屏气。

➤ 将注意力转移到右脚，继续小腿肌肉的收缩，就像用力绷直肌肉那样，再慢慢放松。

➤ 以此类推，进行左小腿、右小腿、左大腿、右大腿、臀部、腹部、胸部、后背、左手臂和手、右手臂和手、脖子和肩膀、面部肌肉的收缩与放松。

➤ 有肌肉痉挛、肩背疾病、严重受伤病史者，练习前请咨询医师，以免使病情加重。

➤ 保证练习的完整性和连续性，练习初始阶段的放松可能并不能让肌肉完全松弛，只有坚持下去才有效果；建议每天练习 1 次或 2 次，每次 10 ~ 15 分钟。

3. 想象放松技术　想象一个场景，在这个场景中你感到非常轻松，可以自由地释放所有的紧张和焦虑，比如向往的海边、森林或者山顶，为了辅助想象，可以配合场景播放海滩或者树林的音乐。

➤ 呼吸放松，配合音乐有节奏地呼吸。

➤ 闭上眼睛，想象来到一个让人放松的地方。

➤ 充分发挥想象力，画面要尽量生动，想象看到、听到、闻到、尝到、触摸到的感觉，至少使用 3 种感觉，并尽可能细节化。

➤ 享受深度放松，在想象的世界中慢慢地探索。

➤ 5 ~ 10 分钟后从想象中回到现实。

五 何时转诊到专业心理门诊

以上介绍的只是一些基本的放松技术，对于暂时性焦虑、抑郁等情绪有一定的帮助，但是当慢阻肺患者有以下较严重的心理问题时，建议尽快到专业的心理门诊咨询心理治疗师，并在医师的指导下使用抗焦虑或抗抑郁的药物。

1. 感到情绪持续低落，时间长达 2 周及以上。

2. 心理问题影响到日常的生活，如食欲和睡眠。

3. 对活动缺乏兴趣，无法像往常一样完成。

4. 有明显的厌世倾向，总说"活着没意思"等话语。

5. 有明显的神经精神症状，如头晕目眩、持续性紧张、头痛等。

55检